T0135952

Dorothee Nißle
Ingeborg Maria Husemeyer
Gian Domenico Borasio (Hrsg.)

Ernährung bei Schluckstörungen

Eine Sammlung von Rezepten,
die das Schlucken erleichtern

8., überarbeitete und erweiterte Auflage

Verlag W. Kohlhammer

Wichtiger Hinweis: Der Leser darf darauf vertrauen, dass Herausgeber und Verlag mit großer Sorgfalt gearbeitet und den medizinischen Wissensstand bis zur Fertigstellung dieses Buches berücksichtigt haben. Bei Angaben von Mengen muss jeder Leser sorgfältig prüfen oder prüfen lassen, inwieweit die gegebenen Hinweise von den individuellen Empfehlungen abweichen. Es wird deshalb empfohlen, von jeglicher Selbstbehandlung Abstand zu nehmen und immer den behandelnden Arzt oder Therapeuten des Vertrauens zu Rate zu ziehen. Jede Dosierung oder Anwendung erfolgt auf eigene Gefahr des Benutzers.

Dieses Buch basiert auf dem Rezeptbuch *Meals – for easy swallowing* von V. Appel, S. Calvin, G. Smith und D. Woehr, hrsg. von der Muscular Dystrophy Association, New York, USA (Übersetzung: R. Slater). Die deutsche Ausgabe, die um Rezepte der Klinischen Diätetik am Klinikum Großhadern an der LMU München ergänzt wurde, erschien in den ersten fünf Auflagen unter dem Titel *Aus Lust am Speisen – eine Sammlung von Rezepten, die das Schlucken erleichtern* im Verlag der Deutschen Gesellschaft für Muskelkranke, Freiburg i. Br.

8., überarbeitete und erweiterte Auflage 2016

Alle Rechte vorbehalten
© W. Kohlhammer GmbH, Stuttgart
Gesamtherstellung: W. Kohlhammer GmbH, Stuttgart

Print:
ISBN 978-3-17-029358-8

E-Book-Formate:
pdf: ISBN 978-3-17-029359-5
epub: ISBN 978-3-17-029360-1
mobi: ISBN 978-3-17-029361-8

Inhalt

Vorwort zur 8. Auflage

Schluckstörungen treten gehäuft bei Patienten mit neurologischen Erkrankungen auf (z. B. Schlaganfälle oder neuromuskuläre Erkrankungen wie die Amyotrophe Lateralsklerose – ALS). Auch Patienten mit Tumoren im Mund-Hals-Bereich können unter ausgeprägten Schluckstörungen leiden. Für diese Menschen wird das Essen zu einem großen Problem; anstelle des Essvergnügens treten Beschwerden und Unwohlsein. In der Frühphase können Schwierigkeiten beim Essen damit beginnen, dass Patienten mit Wasser oder mit Lebensmitteln wie Nüssen, Popcorn oder Vollkornbrot Probleme haben und sich möglicherweise verschlucken oder gar Erstickungsanfälle erleiden. Später wird es für sie zunehmend schwieriger, auch andere Lebensmittel zu sich zu nehmen. Durch die für das Kauen und Schlucken erforderliche Anstrengung wird ein ehemaliges Vergnügen zu einer Belastung. Für die Patienten wird der Vorgang des Schluckens immer anstrengender, und die Qual des Essens nimmt immer mehr Zeit in Anspruch. Und für ihre Partner wird die Vorbereitung von essbaren und appetitanregenden Gerichten zu einer immer größeren Herausforderung.

Die folgenden Rezepte sind von Patienten und deren einfallsreichen Lebenspartnern entwickelt worden, die ihre Fürsorge in Mahlzeiten umsetzten, die gut schmecken, gut aussehen, leicht zu kauen und zu schlucken sind und Beschwerden vermindern helfen. Es handelt sich um Rezepte für Fleischgerichte und andere eiweißhaltige Speisen sowie für Obst- und Gemüsezubereitungen. Ausgesuchte Getränke, Süßspeisen und Saucen werden vorgeschlagen, um den Diätplan mit dem notwendigen Anteil an Fetten und Kalorien zu ergänzen. Eine gut ausgewogene Diät beinhaltet normalerweise genügend Nährstoffe für den täglichen Bedarf – und etwas mehr. Wir empfehlen, tägliche Diätpläne auf der Basis der fünf Grundnahrungsmittel und der Nährwerttabelle zu gestalten.

Am Ende eines jeden Kapitels stehen Hinweise über die Zubereitung und Veränderung der Speisen. Wichtig dabei ist, dass die Beschaffenheit und Festigkeit der Speisen den Schluckbeschwerden des Patienten angepasst sind. Jedes Rezept sollte dementsprechend angedickt oder verdünnt werden.

Dieses Buch liegt nun in der 8. Auflage vor, und wird zum dritten Mal vom W. Kohlhammer Verlag herausgegeben. Die positive Resonanz der ersten Auflagen hat uns ermutigt, und wir hoffen, dass auch diese Auflage möglichst vielen Patienten zu einer abwechslungsreichen, schmackhaften und leicht zu schluckenden Diät verhelfen möge. Wir möchten der Mitherausgeberin der früheren Auflagen, Frau Edeltraut Hund-Wissner (†), unseren herzlichen Dank aussprechen. Ebenso möchten wir uns beim Verlag, insbesondere bei Frau Döring und Herrn Dr. Poensgen, herzlich für die gute Zusammenarbeit bedanken. Die Erträge aus diesem Buch kommen der Deutschen Gesellschaft für Muskelkranke, Freiburg i. Br., zugute.

Über Kommentare, Verbesserungsvorschläge und neue Rezepte würden wir uns wie immer sehr freuen. Wir wünschen Ihnen viel Spaß am Zubereiten und Speisen!

München, im Juni 2016   Dorothee Nißle
                                            Ingeborg Maria Husemeyer
                                                  Gian Domenico Borasio

I   Allgemeine Hinweise

1 Nahrungsmittelempfehlungen

Nahrungsmittel	Menge pro Tag	entspricht folgenden Einzelportionen
Milch und Milchprodukte	2 Portionen	$\frac{1}{4}$ l Milch oder Joghurt 60 g Käse 125 g Speisequark oder Hüttenkäse (körniger) 400 g Eiscreme
Fleisch, Geflügel, Wurst, Fisch und Eier	2 Portionen	60 g Fleisch oder Geflügelfleisch 60 g Wurst 60 g Fisch 2 Eier
Obst und Gemüse	4 Portionen	150 g gekochtes Obst/Kompott 150 g rohes Obst $\frac{1}{8}$ l Fruchtsaft 150 g gekochtes Gemüse 150 g rohes Gemüse
Brot, Getreide, Reis, Hülsenfrüchte und Kartoffeln	4 Portionen	150 g Brot 60 g Getreideflocken 180 g Teigwaren, gekocht 180 g Reis, gekocht 250 g Kartoffeln 60 g Hülsenfrüchte
Fette	4 Portionen	2 EL (ca. 20 g) Butter 2 EL (ca. 20 g) Diätmargarine (>40 % MUFS) 2 EL (ca. 20 ml) Öl (Raps-, Oliven-, Maiskeimöl etc.) 2 EL (ca. 30 ml) Schlagsahne (süße Sahne) oder 30 g Sauerrahm/Crème fraîche/Schmand

2 Nährwerte zu den Nahrungsmittelempfehlungen

Auszug

Nährwerte	kcal	F/g	KH/g	EW/g
Milch und Milchprodukte				
250 g Kuhmilch Trinkmilch 3,5 % Fett	168	9	12	8,3
250 g Joghurt mind. 3,5 % Fett	178	9	12	9,7
60 g Käse bis 50 % Fett i. Tr. (i. D.)	172	12	0	13,1
125 g Speisequark 40 % Fett i. Tr.	199	14	3	13,9
125 g Hüttenkäse (körniger Frischkäse)	130	5	4	15,4
400 g Eiscreme (Standard)	820	47	84	15,5
400 g Milchspeiseeis	1000	88	49	6,5
400 g Sahneeiscreme i. D.	884	50	94	16,8
400 g Sorbet i. D.	332	1	80	0,8
Fleisch, Geflügel, Fisch, Ei				
60 g Kalbfleisch Keule	61	1	0	12,8
60 g Rindfleisch Keule	73	3	0	12,4
60 g Huhn Schlegel, mit Haut, ohne Knochen	104	7	0	10,9
60 g Kabeljau	49	0	0	10,6
60 g Forelle	67	2	0	11,7
60 g Wurst bis 40 % Fett	206	18	0	7,7
130 g Hühnerei (Größe M oder L)	217	15	0	16,8

Nährwerte	kcal	F/g	KH/g	EW/g
Obst, Gemüse				
150 g Apfel	80	0	18	0,5
125 ml Apfelsinensaft, frisch gepresst	60	0	14	0,8
150 g Möhren gekocht	45	0	9	1,2
150 g Tomate	26	0	4	1,4
Brot, Getreide, Hülsenfrüchte, Kartoffeln				
150 g Weizenmischbrot	310	2	62	10,1
60 g Haferflocken	223	4	37	8,1
60 g Grünkern, roh	208	2	38	7,0
180 g Eierteigwaren, gekocht, abgetropft	209	5	31	7,7
180 g Reis poliert, gekocht, abgetropft	162	0	36	3,8
250 g Kartoffeln	175	0	38	5,1
60 g Linsen getrocknet	193	0	30	14,1
Fette				
20 g Butter	155	17	0	0,1
20 g Diätmargarine (>40 % MUFS) (mehrf. unges. FS)	149	16	0	0,0
20 ml Rapsöl	186	20	0	0,0
20 ml Olivenöl	185	20	0	0,0
20 ml Maiskeimöl	186	20	0	0,0
30 ml Schlagsahne (Sahne mind. 30 % Fett)	91	10	1	0,7
30 g Sauerrahm 10 % Fett	58	5	1	0,8
30 g Crème fraîche classic	89	9	1	0,8
30 g Schmand 40 % Fett	121	12	1	0,6

kcal = Kilokalorien, F = Fett, KH = Kohlenhydrate, EW = Eiweiß

3 Konsistenzstufenplan

Wenn Änderungen in der Beschaffenheit von Mahlzeiten nötig werden, ist es recht hilfreich, eine Gliederung der Konsistenzstufen anhand von bekannten Lebensmitteln vorzunehmen.

3.1 Speisen

Stufe 1: orale Ernährung nicht möglich	Nahrungskarrenz
Stufe 2: schweres Verschluckrisiko	fein passierte Kostform faserfreie, homogene Kost
Stufe 3: mittleres Verschluckrisiko	grob pürierte Kostform ohne körnige, faserige und klebrige Substanzen
Stufe 4: leichtes Verschluckrisiko	weiche Kostform Speisen lassen sich mit der Zunge zerdrücken, feste Komponenten sind püriert
Stufe 5: sehr leichtes Verschluckrisiko	Vollkost oder leichte Vollkost, evtl. ohne Flüssigkeiten

3.2 angedickte Getränke und Flüssigkeiten

Stufe 1: sirupartig	kann mit Strohhalm getrunken werden
Stufe 2: honigartig	kann aus Tasse oder Glas getrunken werden
Stufe 3: puddingartig	kann mit Löffel gegessen werden

4 Schluck-Tipps

Es handelt sich hierbei um allgemeine Vorschläge. Ein genaues Programm sollte unter Hinzuziehung von qualifiziertem Personal auf individueller Basis ausgearbeitet werden.

4.1 Allgemeine Körperhaltung und Umgebung

Die richtige Haltung

Kopfhaltung	Halten Sie Ihren Kopf gerade oder leicht nach vorne geneigt.
Oberkörperhaltung	Halten Sie Ihren Oberkörper möglichst senkrecht, vor allem, wenn Sie Flüssigkeiten trinken. Sitzen Sie gerade auf einem stabilen Stuhl und stellen Sie beide Füße fest auf den Boden.
Umgebung	Gestalten Sie Ihre Mahlzeiten so angenehm und entspannt wie möglich. Ihr wertvollstes Instrument wird ein fortlaufendes Ernährungstagebuch sein, in das Sie eintragen, was Sie gegessen haben, welche Strategien Sie angewandt haben, und wie leicht oder schwer das Essen zu schlucken ist. Ein Muster-Ernährungstagebuchfinden Sie am Ende dieses Kapitels.

Vermeiden Sie Folgendes:

- Nicht zurücklehnen (auch nicht kurzfristig), während Sie kauen oder schlucken, denn sonst könnte das Essen in die Atemwege gelangen.
- Nicht liegend essen oder trinken.
- Nicht reden beim Essen.

- Vermeiden Sie Ablenkungen, falls das Essen für Sie sehr schwierig ist.
- Niemals hastig essen!

4.2   Die Mund-Phase (orale Einnahme)

Die richtige Vorgehensweise

Lippenverschluss   Achten Sie auf Ihre Lippenstellung. Lippensalbe (mit auffälliger Geschmacksnote) ist für die Selbstkontrolle nützlich. Pressen Sie Ihre Lippen nach der Essens- oder Flüssigkeitsaufnahme fest zusammen.

Kieferhaltung   Halten Sie Ihren Kiefer, wann immer möglich, geschlossen. Sobald Sie das Essen eingenommen haben, schließen Sie fest Ihre Lippen und Zähne, bevor Sie mit dem Kauen und Schlucken beginnen.

Speicheln   Schlucken Sie oft. Halten Sie Zähne und Lippen geschlossen. Bewahren Sie ein Taschentuch in Reichweite auf. Achten Sie beim Essen darauf, dass Flüssigkeiten nicht auslaufen.

Zunge   Falls Sie Schwierigkeiten haben, das Essen im Mund nach hinten zu bewegen, ziehen Sie Ihre Wangen ein, und »denken« Sie bewusst an die folgenden Schritte (Zungenspitze nach oben, Zunge nach hinten ziehen, Zungenrückseite nach oben).
Hinweis »Zwischenstopp Technik« (S. 19) lesen. Essen auf die hintere Hälfte der Zunge legen. Falls Sie Probleme haben, das Essen im Mund zu bewegen, hilft eventuell eine andere Essensbeschaffenheit. Falls Flüssigkeiten mit Zimmertemperatur ein Problem sind, ändern Sie die Temperatur dementsprechend auf kühl oder warm.

Vermeiden Sie Folgendes:

- Halten Sie Ihre Lippen nicht ständig offen. Ihr Mund trocknet sonst aus, und außerdem können Sie das Essen nicht im Mund behalten.
- Vermeiden Sie eine falsche Körperhaltung. Halten Sie Ihren Kopf gerade, wenn Sie nicht essen oder trinken. Nicht mit gesenktem Kopf und offenem Kiefer sitzen; das verstärkt das Problem des Speichelns.
- Legen Sie das Essen nicht auf Ihre Zungenspitze, falls Sie Schwierigkeiten mit der Zungenbewegung haben.
- Eventuell müssen Sie sehr heiße und kalte Nahrung vermeiden, kühle oder lauwarme ist meist besser.

4.3 Die Hals-Phase (Pharynx-Phase)

Die richtige Vorgehensweise:

Falls Würgereaktionen ein Problem für Sie sind, schieben Sie das Essen mit einer sanften, langsamen und festen Bewegung zum hinteren Teil Ihrer Zunge. Um vorzeitiges Würgen zu vermeiden, legen Sie gegebenenfalls das Essen auf den mittleren Teil Ihrer Zunge.

Bei Schwierigkeiten mit der Einnahme von Tabletten sollten Sie versuchen, anstelle von Wasser diese mit einer kleinen Menge Kartoffelpüree oder Pudding einzunehmen.

Wenn Sie sich mit dünnen Flüssigkeiten eher verschlucken, dann wechseln Sie über zu dicken Flüssigkeiten. Beachten Sie den Stufenplan für Getränke und Flüssigkeiten (S. 14).

Falls es Ihnen schwerfällt, den Schluckvorgang einzuleiten, informieren Sie sich über Schlucktechniken im gleichnamigen Kapitel dieses Buches.

Denken Sie daran, nur »häppchenweise« zu essen (S. 19)!

Kleine Bissen ($\frac{1}{3}$ Teelöffel) können das Schlucken von im Rachen befindlicher Nahrung beträchtlich erleichtern.

Das Husten ist ein Schutzmechanismus des Körpers, der zur Vermeidung der Aspiration (= Eindringen von Flüssigkeiten oder festen Stoffen in die Luftröhre oder Lunge) beitragen kann. In die Atemwege gelangte Partikel können durch den Hustenstoß wieder herausbefördert werden.

Ein trockener Rachen mit zähem Schleimbelag kann zu Schluckbeschwerden durch Kleben der Nahrung führen. Dagegen hilft: einen kleinen Löffel ($\frac{1}{3}$ Teelöffel) Flüssigkeit (in der für Sie optimalen Konsistenz) einnehmen, dann schlucken. Trinken Sie während des ganzen Tages Flüssigkeiten, um Wasserentzug, Sekretverdickung bzw. Blasen- oder Nierenprobleme zu vermeiden. Die Flüssigkeiten müssen eventuell angedickt und immer verfügbar sein, um eine ausreichende Einnahme zu gewährleisten.

Vermeiden Sie Folgendes:

- Lassen Sie das Essen nicht einfach auf den Rücken Ihrer Zunge fallen. Führen Sie den Löffel langsam, aber bestimmt zum hinteren Teil Ihrer Zunge.
- Genieren Sie sich nicht, in der Öffentlichkeit zu husten. Nicht einatmen, wenn Sie mitten im Schluckvorgang sind. Führen Sie den Schluckvorgang zu Ende, bevor Sie einatmen.

5 Schluck-Techniken

Jede dieser Techniken kann zur Verminderung der Gefahr der Aspiration (Eindringen von fester oder flüssiger Nahrung in die Luftröhre) beitragen:

- **Supraglottis-Technik (oberhalb des Kehlkopfes)**
  Kopf nach vorne neigen, dadurch kann die Nahrung nicht vorzeitig in den Rachen gelangen. Atem anhalten, dadurch werden die Stimmbänder geschlossen und so die Atemwege geschützt. Schlucken und sofort husten oder sich räuspern; das trägt dazu bei, die Luftröhre freizuhalten, eventuell nochmal schlucken.
- **Gegendruck-Technik**
  Genau im Moment des tatsächlichen Schluckvorgangs (und nur dann) drücken Sie gegen eine Oberfläche oder gegen eines Ihrer Beine. (Sie verwenden dann Ihre äußeren Nackenmuskeln, um die innere Halsmuskulatur beim Schluckvorgang zu unterstützen.)
- **Zwischenstopp-Technik**
  Nach dem Kauen halten Sie den »Bolus« (also die feste oder flüssige Nahrung) einige Augenblicke auf dem mittleren Teil Ihrer Zunge, bis Sie zum Schlucken bereit sind. Denken Sie »Schlucken!«, das hilft den Muskeln, »bereit« zu sein.
- **Verbildlichung**
  Während des Schluckvorgangs schließen sich Ihre Stimmbänder, um das Eindringen von Nahrung und Flüssigkeit in die Luftröhre zu verhindern. Falls die Muskeln geschwächt sind, kann es passieren, dass sich die Stimmbänder öffnen und dadurch Verschlucken verursachen. Machen Sie sich ein »geistiges Bild« davon, wie sich die Stimmbänder schließen, und drücken Sie diese beim Schluckvorgang zu.

6 Ernährungstagebuch

Datum/ Uhrzeit	Speisen/Getränke/ Konsistenz	Wie viel?	Kompli- kationen	Körper- gewicht

II   Rezeptsammlung

Gestoßenes Eis

Eiswürfel und fertig gestoßenes Eis (Crushed Ice) kann in Beuteln in Supermärkten und Tankstellen erworben werden.

Gestoßenes Eis selber herstellen

Um möglichst klare Eiswürfel zu erhalten immer abgekochtes Trinkwasser verwenden. Abgekühltes Trinkwasser in Eiswürfelformen füllen und im Gefrierschrank gefrieren lassen.
Eiswürfel einzeln entnehmen und im Mixer oder mit der Eismühle zerkleinern. Alternativ können die Eiswürfel in ein Geschirrtuch gelegt und mit Fleischklopfer, Hammer oder Nudelholz zerkleinert werden.
Größere Mengen lassen sich vorbereiten und im Gefrierfach lagern.

Griechischer Frappé
(1 Portion)

Zutaten:
1 kleine Tasse (ca. 100 ml) kaltes Trinkwasser
2 TL Instant-Kaffeepulver
Zucker nach Geschmack
gestoßenes Eis

Varianten:
1 Kugel (ca. 30 g) Schokoladen- oder Vanilleeiscreme
1–2 EL Baileys oder Kahlúa (mexikanischer Kaffeelikör)

Zubereitung:
Alle Zutaten mixen.

Amerikanischer Frappé
(1 Portion)

Zutaten:
1 kleine Tasse (ca. 100 ml) kalte Milch
2 TL Instant-Kaffeepulver
Zucker nach Geschmack
gestoßenes Eis

Varianten:
1 Kugel (ca. 30 g) Schokoladen- oder Vanilleeiscreme
1–2 EL Baileys oder Kahlúa (mexikanischer Kaffeelikör)

Zubereitung:
Alle Zutaten mixen.

Fruchtgetränke, selbst zubereitet
(1 Portion)

Zutaten:
1 Glas (125 g) passiertes Obst (Obstgläschen für Kinder)
oder 125 g püriertes Kompott oder Frischobst
½ große Tasse (ca. 80 ml) Fruchtsaft, Fruchtnektar oder Fruchtsaftgetränk

Varianten:
frischer Ingwer, Minzblättchen, Vanillezucker, Zimtpulver oder auch gestoßenes Eis

Zubereitung:
Alle Zutaten mixen. Bei Bedarf passieren, damit keine Kerne und Fruchtstückchen vorhanden sind.

Tipp:
Kombinieren Sie Obst und Säfte nach Ihrem Geschmack. Wählen Sie
farblich unterschiedliche Obstsorten für die jeweiligen Fruchtgetränke,
das bringt Abwechslung.

Fruchtgetränke mit Getreideflocken, selbst zubereitet
(1 Portion)

Zutaten:
1 Glas (125 g) passiertes Obst mit Getreide (Obstgläschen für Kinder)
oder 125 g püriertes Kompott oder Frischobst
2 bis 3 geh. EL (ca. 10–15 g) Getreideflocken (Hafer, Reis, Dinkel)
½ große Tasse (ca. 80 ml) Fruchtsaft, Fruchtnektar oder Fruchtsaftgetränk

Varianten:
Frischer Ingwer, Minzblättchen, Vanillezucker, Zimtpulver oder auch gestoßenes Eis

Zubereitung:
Alle Zutaten mixen. Bei Bedarf passieren, damit keine Kerne und Fruchtstückchen vorhanden sind.

Tipp:
Kombinieren Sie Obst und Säfte nach Ihrem Geschmack. Wählen Sie
farblich unterschiedliche Obstsorten für die jeweiligen Fruchtgetränke,
das bringt Abwechslung.

Fruchtsaftgelee
(1 Portion)

Zutaten:
1 Glas (ca. 200 ml) Fruchtsaft Ihrer Wahl
1 TL Gelatine, gemahlen oder Instant-Verdickungsmittel
(nach Dosierungsanleitung)

Zubereitung:
Lösen Sie die Gelatine mit einem Esslöffel Fruchtsaft auf. Den restlichen Fruchtsaft hinzufügen. Leicht erwärmen, bis die Gelatine völlig aufgelöst ist, abkühlen lassen, mit dem Schneebesen verrühren.
Bei Instant-Verdickungspulver entsprechend den Zubereitungshinweisen vorgehen.

Schokoladen-Milchshake
(1 Portion)

Zutaten:
1 große Tasse (ca. 150 ml) Milch
2 Kugeln (ca. 60 g) Schokoladeneis oder anderes Eis, z. B. Erdbeere
1 EL (15 g) Zucker

Varianten:
Zimtpulver, Chilipulver, brauner Rum oder Amaretto

Zubereitung:
Zutaten mixen.

Himbeer-Joghurtshake
(1 Portion)

Zutaten:
1 Becher (ca. 125 g) Naturjoghurt
2 EL (30 ml) Schlagsahne, flüssig
2 Kugeln (ca. 60 g) Himbeereis oder anderes Eis, z. B. Zitrone
1 EL (15 g) Zucker
etwas Zitronensaft

Zubereitung:
Zutaten mixen und passieren, damit keine Kerne und Fruchtstückchen vorhanden sind.

Bananen-Buttermilchshake
(1 Portion)

Zutaten:
1 große Tasse (ca. 150 ml) Buttermilch
2 Kugeln (ca. 60 g) Bananeneis oder anderes Eis, z. B. Erdbeere
1 EL (15 g) Zucker
etwas Zitronensaft

Zubereitung:
Zutaten mixen und passieren, damit keine Kerne und Fruchtstückchen vorhanden sind.

Mango-Orangen-Smoothie
(1 Portion)

Zutaten:
½ bis ⅓ (ca. 100 g) frische Mango oder aus der Konserve
oder Obst der Wahl
½ Glas (100 ml) Orangensaft ohne Fruchtfleisch
1 EL (15 g) Zucker
evtl. mit 1–2 TL geschmacksneutralem Öl anreichern

Varianten:
Ingwer frisch oder als Pulver, Limonensaft, Zitronenmelisseblättchen

Zubereitung:
Alle Zutaten mixen und passieren, damit keine Fruchtstückchen vorhanden sind.

Birnen-Pflaumen-Smoothie
(1 Portion)

Zutaten:
½ (ca. 50 g) frische Birne oder aus der Konserve

2 Stück (ca. 60 g) Pflaumen oder gemischtes Obst der Wahl
½ Glas (100 ml) Fruchtsaft (Birne oder Apfel) oder Wasser
1 EL (15 g) Zucker
evtl. mit 1–2 TL geschmacksneutralem Öl anreichern

Varianten:
Zimtpulver, Nelkenpulver, Anispulver

Zubereitung:
Alle Zutaten mixen und passieren, damit keine Häute und Fruchtstückchen vorhanden sind.

Für die heiße Jahreszeit:

Wassermelonen-Bananen-Smoothie
(1 Person)

Zutaten:
1 großes Stück (ca. 125 g) Wassermelone (Fruchtfleisch)
½ kleine (ca. 60 g) Banane
etwas Zucker
etwas Zitronensaft
evtl. mit 1–2 TL geschmacksneutralem Öl anreichern

Varianten:
Limoncello (Zitronenlikör), weißer Rum

Zubereitung:
Alle Zutaten mixen und passieren, damit keine Fruchtstückchen vorhanden sind.

Minze-Honigmelonen-Smoothie
(1 Portion)

Zutaten:
½ Glas (100 ml) Apfelsaft

1 Schnitz (ca. 100 g) Honigmelone (Fruchtfleisch)
einige frische Blättchen Minze
etwas Zucker
evtl. mit 1–2 TL geschmacksneutralem Öl anreichern

Zubereitung:
Alle Zutaten mixen und passieren, damit keine Fruchtstückchen und Zitronenmelissestückchen vorhanden sind.

Grüner Smoothie mit Spinat
(1 Portion)

Zutaten:
1 Handvoll (ca. 100 g) Baby-Blattspinat
½ kleine (60 g) Banane
ca. ½ Glas (100 ml) Wasser
evtl. Salz, gemahlener Pfeffer, Tabasco
evtl. mit 1–2 TL geschmacksintensivem Öl anreichern

Varianten:
Anstelle von Baby-Blattspinat können sämtliche Blattsalate eingesetzt werden (Kopfsalat, Feldsalat, Chinakohl, Lollo Rosso, Endiviensalat, Portulak etc.)

Zubereitung:
Alle Zutaten mixen und passieren, damit keine Fasern vorhanden sind.

Grüner Smoothie mit Avocado
(1 Portion)

Zutaten:
½ (ca. 100 g) Avocado
½ Glas (100 ml) Grapefruitsaft ohne Fruchtfleisch
evtl. Salz, gemahlener Pfeffer, Zitronensaft
evtl. mit 1–2 TL geschmacksintensivem Öl anreichern

Zubereitung:
Alle Zutaten mixen und passieren, damit keine Stückchen vorhanden sind.

Grüner Smoothie der Saison
(1 Portion)

Zutaten:
ca. 100 g gemischte Gemüsesorten
evtl. auch Kräuter wie Petersilie, Dill etc.
½ Glas (100 ml) Wasser oder Fruchtsaft
evtl. Salz, gemahlener Pfeffer, Zitronensaft
evtl. mit 1–2 TL geschmacksintensivem Öl anreichern

Zubereitung:
Alle Zutaten mixen und passieren, damit keine Stückchen vorhanden sind.

*Um einen Regenbogen zu machen,
braucht man sowohl Regen als auch Sonnenschein.*

Erdnussmilch
(1 Portion)

Zutaten:
3 EL (ca. 30 g) Erdnussbutter ohne Stückchen oder Nuss-Nougatcreme
1 große Tasse (150 ml) Milch
1 EL (ca. 30 g) Speisequark
etwas Zucker

Zubereitung:
Alle Zutaten mixen.

Fruchtmilch saisonal
(1 Portion)

Zutaten:
ca. 60 g Obst der Saison (frisch, tiefgekühlt oder gekocht)
1 große Tasse (150 ml) Milch
oder 1 große Tasse (150 ml) Schlagsahne, flüssig und Milch gemischt
ca. 1 EL (15 g) Zucker
etwas Zitronensaft

Zubereitung:
Alle Zutaten mixen und passieren, damit keine Häute und Fruchtstückchen vorhanden sind.

Tomatensaft mit Getreideflocken
(1 Portion)

Zutaten:
1 Glas (200 ml) Tomatensaft (Handelsware)
2–3 geh. EL (ca. 10–15 g) Getreideflocken (Hafer, Reis, Dinkel)
etwas Salz, gemahlener Pfeffer, Tabasco
evtl. mit 1–2 TL geschmacksintensivem Öl anreichern

Varianten:
Wodka

Zubereitung:
Alle Zutaten mixen und evtl. passieren.

Karottensaft
(1 Portion)

Zutaten:
1 Glas (200 ml) Karottensaft (Handelsware) oder aus frischen Karotten
2–3 geh. EL (ca. 10–15 g) Getreideflocken (Hafer, Reis, Dinkel)
1 EL (15 ml) Schlagsahne, flüssig
etwas Salz, etwas Zitronensaft
evtl. mit 1–2 TL geschmacksintensivem Öl anreichern

Zubereitung:
Alle Zutaten mixen und evtl. passieren.

Gemüsesaft der Saison
(1 Portion)

Zutaten:
ca. 100 g Gemüse der Saison (frisch, tiefgekühlt oder gekocht)
evtl. auch Kräuter wie Petersilie, Dill, Borretsch etc.
½ Glas (100 ml) Milch oder Wasser
etwas Salz, Pfeffer gemahlen
evtl. mit 1–2 TL geschmacksintensivem Öl anreichern

Zubereitung:
Alle Zutaten sehr fein mixen und passieren, damit keine Stückchen vorhanden sind.

Für einen besonderen Anlass:

Virgin Pina Colada
(1 Portion)

Zutaten:
1 Scheibe (ca. 100 g) frische Ananas oder aus der Dose
½ Glas (ca. 100 ml) Ananassaft oder Apfelsaft
weißer Rum nach Geschmack
Zucker nach Geschmack
1 EL (15 ml) Schlagsahne, flüssig
gestoßenes Eis

Varianten:
statt Rum Batida de Coco
statt Fruchtsaft Kokosmilch

Zubereitung:
Ananas sehr fein mixen und passieren, dass keine Fasern mehr vorhanden sind. Mit den restlichen Zutaten mixen, zuletzt gestoßenes Eis dazugeben.

Amerikanischer Egg Nog mit Eierlikör
(1 Portion)

Zutaten:
1 große Tasse (ca. 150 ml) Milch
1 EL (15 ml) Schlagsahne, flüssig
2 cl (20 ml) Eierlikör
1 Eigelb
evtl. Vanillezucker zum Süßen

Zubereitung:
Alle Zutaten mixen.

Amerikanischer Egg Nog mit Sanddornbeerensaft und Wodka
(1 Portion)

Zutaten:
1 große Tasse (ca. 150 ml) Milch
1 EL (15 ml) Schlagsahne, flüssig
2 cl (20 ml) Wodka (oder weißer Rum)
2 EL (30 ml) Sanddornbeerensaft
1 Eigelb
evtl. brauner Zucker zum Süßen

Zubereitung:
Alle Zutaten mixen.

Nützliche Hinweise zu Getränken

Alle Getränke können mit Kuhmilch (in allen Fettstufen), aber auch mit lactosefreier Milch, Sojamilch, Hafermilch, Reismilch, Kokosmilch oder Mandelmilch zubereitet werden.
Besonders cremig werden die Getränke mit flüssiger Schlagsahne.
Ideal sind auch alle Trink- und Sondennahrungen mit neutralem Geschmack oder der entsprechenden fruchtigen oder nussigen Variante.
Besonders geeignet zur Erhaltung des empfohlenen Körpergewichtes (▶ Kap. IV).

Zum Süßen kann statt Zucker auch Puderzucker, Vanillezucker oder Traubenzucker verwendet werden;
Honig, Birnendicksaft (Birnenhonig), Agavendicksaft, Ahornsirup sowie Maissirup sind ideal zum Mixen geeignet (evtl. leicht erwärmen) und sorgen mit kleinen Geschmacksnuancen für Abwechslung.

Instant-Verdickungsmittel helfen die jeweilig erforderliche Konsistenz zu erzielen (▶ Kap. IV, Punkt 5):
sirupartig, honigartig, puddingartig.
Auch Fruchtmus (selbstzubereitet oder Babygläschen), pürierte Banane, Eiscreme und fertiger Pudding sowie gestoßenes Eis verändern die Konsistenz.

Frisch gemixte Getränke, die zum sofortigen Verzehr geeignet sind, können mit 1–2 TL geschmacksintensivem oder geschmacksneutralem Öl angereichert werden. Zur Auswahl stehen beispielsweise Rapsöl, Sonnenblumenöl, Maiskeimöl, Olivenöl, Kürbiskernöl, Walnussöl, Distelöl, Sesamöl, Leinöl und Kokosöl.

Supplemente reichern die Getränke mit Kalorien oder Eiweiß an (▶ Kap. IV).

Um den Flüssigkeitsbedarf abzudecken, können Sie außerdem gefrorene Cola- und Limonadengetränke, verschiedene Fruchtsäfte oder sämtliche Fruchteissorten verwenden.

Tipp: Genießen Sie die Getränke aus unterschiedlichen Gläsern, Bechern und Tassen.

Grundlage für alle Suppenrezepte

Gemüsebrühe selbst zubereitet

Zutaten:
2–3 Karotten, grob geschnittene Stücke
1 Stück Sellerieknolle, grob geschnittene Stücke
1 Stange Lauch, grob geschnittene Stücke
1–2 Tomaten, halbiert
1 Zwiebel mit Schale, geviertelt
1–2 l Wasser

Varianten:
Petersilienwurzel, Pilze, Knoblauch, Kräuter (wie Petersilie, Liebstöckel, Thymian), Lorbeerblatt, Nelke, Pfefferkörner

Zubereitung:
Alle Zutaten mit kaltem Wasser ansetzen, aufkochen lassen und ca. 1 Stunde köcheln.
Gemüsebrühe durch ein feines Sieb geben. Wenn Sie eine sehr würzige oder konzentrierte Gemüsebrühe wünschen, nochmals einkochen.

Tipp:
Erst salzen, wenn Sie die Gemüsebrühe weiterverwenden.

*Verärgerung ist ein Wind,
der die Lampe des Geistes ausbläst.*

Consommé Double (kräftige Rindfleischbrühe)

Zutaten:
ca. 300 g Rindfleisch oder Beinscheibe vom Rind
ca. 125 g Rinderknochen
1 ½ l Wasser
1 mittelgroße Stange Lauch (ca. 150 g), grob geschnittene Stücke
je ca. 50 g Sellerie, Karotten, Zwiebel mit Schale, grobe geschnitten Stücke

Zubereitung:
Fleisch und Knochen kurz unter kaltem Wasser abspülen, in kaltem Wasser ansetzen, aufkochen lassen.
Mit einem Schaumlöffel abschäumen. Das geputzte, klein geschnittene Gemüse dazugeben und bei schwacher Hitze leicht köcheln (ca. 2 Stunden).
Consomme durch ein feines Sieb geben. Wenn Sie eine sehr würzige oder konzentrierte Brühe wünschen, nochmals einkochen.

Tipp:
Erst salzen, wenn Sie die Brühe weiterverwenden.

Hühnerbrühe selbst zubereitet

Zutaten:
1 Suppenhuhn
1 Karotte, grob geschnittene Stücke
1 kleines Stück Sellerieknolle, grob geschnittene Stücke
1 kleine Stange Lauch, grob geschnittene Stücke
1 Zwiebel mit Schale, geviertelt
2–3 Knoblauchzehen, halbiert
1–2 l Wasser

Varianten:
Ingwerscheiben, Petersilienwurzel, Lorbeerblatt, Nelke, Pfefferkörner, Chilischote, Kümmel, Koriander

Zubereitung:
Suppenhuhn waschen und mit kaltem Wasser ansetzen, aufkochen, mit einem Schaumlöffel abschäumen. Restliche Zutaten dazugeben und ca. 1 ½ Stunden köcheln. Brühe durch ein feines Sieb geben. Wenn Sie eine sehr würzige oder konzentrierte Brühe wünschen, nochmals einkochen.

Tipp:
Erst salzen, wenn Sie die Brühe weiterverwenden.

Tapferkeit besiegt alles.
          OVID

Suppen mit Cerealieneinlage

Brotsuppe oder Semmelsuppe
(4 Portionen)

Zutaten:
1 l Brühe, selbstzubereitet oder Fertigprodukt
150–200 g altbackenes Brot oder 3–4 Semmeln (Brötchen)
evtl. Salz
Petersilie, fein gehackt

Zubereitung:
Das Brot oder die Brötchen in der Brühe kochen. Abschmecken, Petersilie dazugeben, fein mixen. Bei Bedarf passieren, damit keine Stückchen vorhanden sind.

Tipp:
Vor dem Mixen 1 Eigelb einrühren und mit 1 EL (ca. 15 ml) flüssiger Schlagsahne verfeinern

Geröstete Haferflockensuppe
(4 Portionen)

Zutaten:
1 l Brühe, selbstzubereitet oder Fertigprodukt
6 EL (ca. 60 g) grobe Haferflocken
2–3 EL (30 g) Butter
Salz und Muskatnusspulver
Petersilie, fein gehackt

Zubereitung:
Haferflocken in Butter anbräunen, mit Brühe aufgießen und köcheln. Abschmecken, Petersilie dazugeben, fein mixen. Bei Bedarf passieren, damit keine Stückchen vorhanden sind.

Tipp:
Vor dem Mixen 1 Eigelb einrühren und mit 1 EL (ca. 15 ml) flüssiger Schlagsahne verfeinern

Gebrannte Mehlsuppe (Weizen-, Roggenmehl)
(4 Portionen)

Zutaten:
¾ l Brühe, selbstzubereitet oder Fertigprodukt
¼ l Milch
6 EL (ca. 60 g) gewünschtes Mehl
2–3 EL (30 g) Butter
Zwiebelwürfelchen
Salz und Muskatnusspulver
Petersilie, fein gehackt

Zubereitung:
Mehl und Zwiebelwürfelchen in Butter bräunen, mit wenig Brühe aufgießen und braune Mehlschwitze herstellen, restliche Flüssigkeiten dazugeben und köcheln. Abschmecken, Petersilie dazugeben, fein mixen. Bei Bedarf passieren, damit keine Stückchen vorhanden sind.

Tipp:
Vor dem Mixen können geröstete Speck- oder Schinkenwürfelchen dazugegeben werden.

Dinkel- oder Maismehlsuppe
(4 Portionen)

Zutaten:
¾ l Brühe, selbstzubereitet oder Fertigprodukt
¼ l Milch
6 EL (ca. 60 g) gewünschtes Mehl
2–3 EL (30 g) Butter
Salz und Muskatnusspulver
Petersilie, fein gehackt

Zubereitung:
Dinkel- oder Maismehl mit wenig Brühe glattrühren. Restliche Flüssigkeiten zum Kochen bringen, angerührtes Mehl mit Schneebesen dazugeben und unter gelegentlichem Rühren köcheln. Abschmecken, Petersilie
dazugeben, fein mixen. Bei Bedarf passieren, damit keine Stückchen vorhanden sind.

Tipp:
Vor dem Mixen können Sie Frischkäse, Schmelzkäse oder Sahne zugeben, gerne auch etwas Weißwein.

Rollgersten- oder Reissuppe
(4 Portionen)

Zutaten:
¾ l Brühe, selbstzubereitet oder Fertigprodukt
¼ l Milch
6 EL (ca. 60 g) Rollgerste oder Rundkornreis
2–3 EL (30 g) Butter
Zwiebelwürfelchen
Salz und Muskatnusspulver
Petersilie, fein gehackt

Zubereitung:
Zwiebelwürfelchen in Butter glasig andünsten, Rollgerste oder Rund-
kornreis dazugeben. Mit den Flüssigkeiten aufgießen, aufkochen lassen
und unter gelegentlichem Rühren köcheln bis die Rollgerste oder der
Reis sehr weich ist. Abschmecken, Petersilie dazugeben, fein mixen. Bei
Bedarf passieren, damit keine Stückchen vorhanden sind.

Tipp:
Vor dem Mixen können Sie gewürfeltes Kasslerfleisch oder Schinken dazugeben.

Gemüsecremesuppen

Saisonale Gemüsecremesuppe
(4 Portionen)

Zutaten:
¾ l Brühe, selbstzubereitet oder Fertigprodukt
ca. 400 g saisonales Gemüse (frisch, tiefgekühlt oder Babygläschen)
ca. 3 geh. EL (ca. 45 g) Mehl
4 EL (40 g) Butter oder Margarine
3 EL (45 ml) Schlagsahne, flüssig
Muskatnusspulver, etwas Salz

Varianten:
Saisonales Gemüse wie Karotten, Sellerie, Blumenkohl, Brokkoli, Spargel, Spinat, Zucchini etc.,
auch Hülsenfrüchte wie Linsen, Erbsen und Mais sind möglich (getrocknete Hülsenfrüchte 24 Stunden in kaltem Wasser quellen lassen und ohne Salz in reichlich Kochwasser garen).

Zubereitung:
Aus Mehl und Butter eine helle Einbrenne herstellen, mit Brühe und Sahne aufgießen, umrühren, Gemüse dazugeben und ca. 10 Minuten köcheln, abschmecken, mixen. Bei Bedarf passieren, damit keine Stückchen vorhanden sind.

Tipp:
Je nach Gemüsesorte kann mit Rotwein oder Weißwein sowie Sherry eine geschmackliche Veränderung erzielt werden.

Kartoffelcremesuppe
(4 Portionen)

Zutaten:
4 mittelgroße (ca. 400 g) geschälte Kartoffeln, kleingeschnitten
ca. 50 g Gemüse (Karotte, Sellerie, Lauch, Zwiebel), in Würfelchen geschnitten

ca. ½ l Brühe, selbstgemacht oder Fertigprodukt
4 EL Butter
etwas Salz
gerebelter Majoran

Zubereitung:
Kartoffeln und Gemüse in der Butter anschwitzen, mit Brühe aufgießen,
aufkochen und leise köcheln. Abschmecken und fein mixen. Bei Bedarf
passieren, damit keine Stückchen vorhanden sind.

Tipp:
Speckwürfelchen oder Wiener Würstchen, ohne Haut in Scheiben geschnitten, vor dem Mixen dazugeben.

Schnelle Tomatencremesuppe
(4 Portionen)

Zutaten:
1 Dose (ca. 850 ml) geschälte Tomaten
4 EL (40 g) Butter oder Margarine
oder 4 EL (40 ml) Olivenöl
3–4 EL (30–40 g) Mehl
etwas Salz
mediterrane Kräuter (Rosmarin, Thymian, Basilikum)
4 EL (40 g) Crème fraîche

Zubereitung:
Mehl mit wenig Flüssigkeit (Wasser oder Brühe) glattrühren. Geschälte
Tomaten mit Fett zum Kochen bringen, Mehl einrühren und köcheln, abschmecken. Bei Bedarf passieren, damit keine Häutchen und Kerne vorhanden sind. Kurz vor dem Anrichten mit Crème fraîche garnieren oder
diese unterziehen.

Kürbiscremesuppe mit Ingwer
(4 Portionen)

Zutaten:
½ l Brühe, selbstzubereitet oder Fertigprodukt
500 g Kürbisfleisch, grob geschnittene Stücke (Hokaido mit Schale,
Muskatkürbis)
½ Becher (100 ml) Schlagsahne, flüssig
1 großes Stück Ingwer, klein geschnitten
etwas Salz, etwas Zucker, Muskatnusspulver, Kurkumapulver, Chilipulver

Varianten:
Limettensaft und -schale, alternativ Zitronensaft und –schale

Zubereitung:
Alle Zutaten zusammen aufkochen, ca. 20 Minuten köcheln, abschmecken, mixen. Bei Bedarf passieren, damit keine Stückchen vorhanden
sind.

Rote Bete Suppe
(4 Portionen)

Zutaten:
½ l Brühe, selbstzubereitet oder Fertigprodukt
500 g geschälte Rote Bete, grob geschnittene Würfel
½ (ca. 50 g) säuerlicher Apfel, geschält und gewürfelt (Elstar, Boskop)
½ Zwiebel, gewürfelt
2 EL (20 g) Butter oder Margarine
3 EL (45 ml) Zitronensaft
etwas geriebener Meerrettich
4 EL (40 ml) Kürbiskernöl
etwas Salz, gemahlener Pfeffer

Zubereitung:
Zwiebelwürfelchen und Rote Bete in Butter andünsten, Apfel und Brühe
dazugeben, aufkochen und ca. 20 Minuten köcheln. Kurz vor dem Mixen
Zitronensaft und Meerrettich dazugeben, abschmecken. Bei Bedarf pas-

sieren, damit keine Stückchen vorhanden sind. Kurz vor dem Servieren mit Kürbiskernöl beträufeln.

Kräutercremesuppe
(4 Portionen)

Zutaten:
¾ l Brühe, selbstzubereitet oder Fertigprodukt
1 Becher (200 ml) Schlagsahne, flüssig
1 Glas (150 ml) Weißwein
ca. 5–6 geh. EL (ca. 50–60 g) Mehl
4 EL (40 g) Butter oder Margarine
reichlich Kräuter der Saison und nach Geschmack (frisch oder tiefgefroren, auch getrocknet)
etwas Salz, gemahlener Pfeffer

Varianten:
Petersilie, Kerbel, Dill, Borretsch, Kresse, Liebstöckel, Sauerampfer, Pimpinelle, Oregano, Rosmarin, Thymian, Basilikum

Zubereitung:
Aus Mehl und Butter eine helle Einbrenne herstellen, mit Brühe, Sahne und Weißwein aufgießen, umrühren und ca. 10 Minuten köcheln, abschmecken, kurz vor dem Mixen die Kräuter zugeben. Bei Bedarf passieren, damit keine Stückchen vorhanden sind.

Suppen für Liebhaber und besondere Anlässe

Kalbfleischcremesuppe
(4 Portionen)

Zutaten:
¾ l Brühe, selbstzubereitet oder Fertigprodukt
1Becher (200 ml) Schlagsahne, flüssig
4 cl (40 ml) Weißwein
ca. 4–5 geh. EL (ca. 40–50 g) Mehl

4 EL (40 g) Butter oder Margarine
ca. 100 g gekochtes Kalbfleisch, fein geschnittene Würfelchen oder haschiert
etwas Salz, gemahlener Pfeffer

Varianten:
gekochtes Hähnchenfleisch, gekochtes Rindfleisch

Zubereitung:
Aus Mehl und Butter eine helle Einbrenne herstellen, mit Brühe, Sahne und Weißwein aufgießen, umrühren, gekochtes Kalbfleisch zugeben und ca. 10 Minuten köcheln, abschmecken, mixen. Bei Bedarf passieren, damit keine Stückchen vorhanden sind.

Avocadocremesuppe
(4 Portionen)

Zutaten:
¾ l Brühe, selbstzubereitet oder Fertigprodukt
2 Stück (ca. 400 g) Avocados
ca. 3 geh. EL (ca. 45 g) Mehl
4 EL (40 g) Butter oder Margarine
3 EL (45 ml) Schlagsahne, flüssig
etwas Zitronen- oder Limettensaft
etwas Salz, gemahlener Pfeffer, Tabasco oder Worcestersauce

Zubereitung:
Aus Mehl und Butter eine helle Einbrenne herstellen, mit Brühe und Sahne aufgießen, umrühren, Avocados auslösen, in grobe Stücke schneiden, dazugeben und ca. 10 Minuten köcheln, abschmecken, mixen. Bei Bedarf passieren, damit keine Stückchen vorhanden sind.

Maronensuppe
(4 Portionen)

Zutaten:
¾ l Brühe, selbstzubereitet oder Fertigprodukt
400 g Maronen (frisch oder vorgegart und vakuumiert),
geschnittene Stücke
2 EL (20 g) Butter oder Margarine
1 kleine rote Zwiebel, gewürfelt
etwas Salz, gemahlener Pfeffer, Thymian
½ Glas (100 ml) Apfelsaft
ca. 150 g Frischkäse, Vollfettstufe

Variante:
Kleingeschnittene Schinkenwürfelchen anrösten und kurz vor dem Mixen dazugeben.

Zubereitung:
Zwiebelwürfelchen in Butter glasig dünsten, Maronen und Brühe dazugeben und ca. 10 Minuten köcheln, abschmecken, mixen. Bei Bedarf passieren, damit keine Stückchen vorhanden sind.
Apfelsaft und Frischkäse glattrühren und je nach Wunsch vor dem Mixen unter die Suppe rühren oder nach dem Anrichten auf die portionierte Suppe geben.

Suppen für Fischliebhaber

Curry-Fisch-Cremesuppe
(4 Portionen)

Zutaten:
¼ l Milch
¾ l Brühe, selbstzubereitet oder Fertigprodukt
3–4 geh. EL (ca. 45–60 g) Mehl
4 EL (40 g) flüssige Butter
etwas Salz
Currypulver nach Geschmack

Paprikapulver, mild
Pfeffer, weiß, gemahlen
1 großes (ca. 200 g) gekochtes Fischfilet, z. B. Kabeljau (ohne Gräten!)

Zubereitung:
Milch, Mehl, Butter, Salz, Currypulver, Paprikapulver und gemahlenen
Pfeffer gut verrühren, zusammen mit dem Fisch in einen Mixer geben,
sehr fein mixen. In einen Topf gießen und bei geringer Hitze 10 Minu-
ten unter ständigem Rühren köcheln bis die Suppe gar ist, abschmecken.
Bei Bedarf passieren, damit keine Fasern vorhanden sind.

Amerikanische Thunfischsuppe
(4 Portionen)

Zutaten:
1 TL Zwiebelpulver oder ½ kleingeschnittene frische Zwiebel
4 EL (ca. 40 g) geschmolzene Butter oder Margarine
4–5 EL (40–50 g) Mehl
¾ l Brühe, selbstzubereitet oder Fertigprodukt
1 Glas (ca. 200 ml) Kokosmilch
1 Dose (200 g) abgetropfter, in Wasser konservierter Thunfisch
nach Wunsch etwas abgeriebene Zitronenschale, Zitronengras oder
Ingwer
evtl. etwas Salz

Zubereitung:
Alle Zutaten in einen Mixer geben, mixen und unter ständigem Rühren
im Topf erhitzen oder in der Mikrowelle zubereiten. Bei Bedarf passieren, damit keine Fasern vorhanden sind.

Nützliche Hinweise zu Suppen

Alle Suppen können mit einer Brühe Ihrer Wahl zubereitet werden.
Selbstzubereitete Brühen aus Gemüse, Geflügel oder Rindfleisch können Sie durch handelsübliche Ware in Pulver- oder Pastenform sowie
flüssigen Brühen ersetzen. Bei Suppen mit reichlich Gemüseeinlage,

oder wenn es sehr schnell gehen soll, können Sie die Brühen auch durch Wasser ersetzen.

Alle frischen Gemüsesorten können durch tiefgefrorene Ware oder Gemüsegläschen (Babykost) ersetzt werden.

Für die schnelle Küche:
Verwenden Sie Suppen in Pulverform oder Fertigsuppen, aus der Dose oder im Glas, und verfeinern Sie diese mit Gewürzen, Kräutern etc.
Alle Suppen können mit Butter, Margarine, Sahne, Sauerrahm, Crème fraîche oder Pflanzenölen wie Rapsöl, Sonnenblumenöl, Maiskeimöl, Olivenöl, Kürbiskernöl, Walnussöl, Distelöl, Sesamöl, Leinöl oder Kokosöl geschmacklich und energetisch verändert werden.

Alle neutralen Trink- und Sondennahrungen können anstelle von Milch oder Sahne eingesetzt werden. Besonders geeignet zur Erhaltung des empfohlenen Körpergewichtes (▶ Kap. IV).

Instant-Verdickungsmittel helfen die jeweilig erforderliche Konsistenz zu erzielen (▶ Kap. IV, Punkt 5).

Supplemente reichern die Suppen mit Kalorien oder Eiweiß an (▶ Kap. IV).

Tipp:
Alle Suppen lassen sich hervorragend für die Vorratshaltung einsetzen.
Portionieren Sie die Suppen und gefrieren diese ein. Nach dem Auftauen in der Mikrowelle oder im Kochtopf gut erhitzen.
Mit einem Extratupfer Sahne oder Sauerrahm verzieren.

Fleischpüree
(4 Portionen)

Zutaten:
500 g Fleisch roh oder 400 g gekocht, geschmort oder gebraten
1 Glas (ca. 200 ml) Flüssigkeit (Gemüsebrühe, Fleischbrühe, Hühnerbrühe oder Wasser)
4 EL (60 ml) Schlagsahne, flüssig
Salz, Gewürze nach Wahl (gemahlener Pfeffer, Currypulver, Paprikapulver etc.)

Varianten:
Kalbfleisch, Rindfleisch, Schweinefleisch, Hühnerfleisch sowie alle anderen gewünschten Sorten

Zubereitung:
Rohes Fleisch kochen, schmoren oder braten. Gegartes Fleisch, evtl. kaltes Fleisch, in kleine Stücke schneiden und mit den Flüssigkeiten sehr fein mixen. Je feiner Sie das Fleisch schneiden desto besser lässt es sich später mixen. Alles Zutaten erhitzen, mit Salz und Gewürzen abschmecken. Je nach Bedarf mit etwas Flüssigkeit auf die gewünschte Konsistenz verdünnen.

Tipp:
Je nach Fleischsorte mit Weißwein, Rotwein, Cognac oder Zitronenabrieb verfeinern.

Hackbraten
(4 Portionen)

Zutaten:
300 g Hackfleisch (Rinderhack, Schweinehack, Kalbshack, gemischtes Hackfleisch)
1 altes Brötchen (eingeweicht)
2 Eier, verquirlt
Zwiebeln, sehr fein gewürfelt
Fett zum Braten
etwas Salz
Gewürze und Kräuter nach Wahl
(gemahlener Pfeffer, Paprikapulver, Senf mittelscharf, Thymian fein, Majoran fein gerebelt, Petersilie fein gehackt etc.)

Zubereitung:
Hackfleisch mit eingeweichtem, sehr gut ausgedrücktem Brötchen, Eiern und Zwiebelwürfelchen gut durchkneten und mit Salz und Gewürzen abschmecken. Fleischteig formen und im erhitzten Fett ca. 1 Stunde im vorgeheizten Backofen bei 180 °C braten. Um ein starke Krustenbildung zu vermeiden mit Alufolie abdecken.

Tipp:
Aus der Hackbratenmasse können auch leicht gebratene Fleischküchlein (mit Alufolie abdecken) im Backofen zubereitet oder gekochte Fleischbällchen hergestellt werden. Geeignete Saucen finden Sie unter Kapitel II, Punkt 5.

Brätnockerl
(4 Portionen)

Zutaten:
300 g Kalbsbrät
1 kleine Tasse (ca. 100 ml) Milch
1–2 Eier, zerquirlt
2–3 geh. EL (ca. 30 g) feine Semmelbrösel (Weckmehl)
evtl. Zwiebeln, sehr fein gewürfelt

etwas Salz
Gewürze und Kräuter nach Wahl
(gemahlener Pfeffer, Paprikapulver, Senf mittelscharf, Thymian fein, Majoran fein gerebelt, Petersilie fein gehackt etc.)

Zubereitung:
Kalbsbrät mit Milch, Eiern, Semmelmehl und Zwiebelwürfelchen gut durchkneten und mit Salz und Gewürzen abschmecken. Fleischteig als Nocken oder kleine Klößchen formen um im kochenden Salzwasser garen. Geeignete Saucen finden Sie unter Kapitel II, Punkt 5.

Wenn es schnell gehen soll

Warmer Leberkäse, warmer Kalbskäse
(pro Portion ca. 120–150 g)

Zutaten:
Rohes Leberkäsbrät oder Kalbsbrät

Zubereitung:
Brätmasse im Backofen backen und mit Alufolie abdecken um eine zu starke Krustenbildung zu verhindern.

Tipp:
Dazu passt Senf, Ketchup, feiner Sahnemeerrettich oder Grillsauce ohne Stückchen

Weißwürste oder Wollwürste
(pro Portion ca. 120–150 g)

Zutaten:
1–2 Weißwürste oder
1–2 Wollwürste (regional auch als Gschwollne oder Nackerte bezeichnet)

Zubereitung:
Weißwürste im heißem Wasser langsam erhitzen.

Wollwürste in der Pfanne leicht bräunen oder im Backofen backen und mit Alufolie abdecken um eine zu starke Krustenbildung zu verhindern.

Tipp:
Dazu passt Weißwurstsenf, Senf, Ketchup, feiner Sahnemeerrettich oder Grillsauce ohne Stückchen

Alte Rezepte für Liebhaber und besondere Anlässe

Kalbsbries
(4 Portionen) (beim Metzger vorbestellen)

Zutaten:
400 g Kalbsbries
ca. 1 l Flüssigkeit (Gemüsebrühe, Fleischbrühe, Hühnerbrühe oder Wasser)
Salz, Gewürze nach Wahl (Lorbeerblatt, Nelke ganz, Koriander, Zitronenschale)

Zubereitung:
Kalbsbries ca. 1 Stunde wässern.
Flüssigkeit erhitzen, Gewürze zugeben und Kalbsbries unter leisem Köcheln ca. 30 Minuten garen.
Geeignete Saucen finden Sie unter Kapitel II, Punkt 5.

Varianten:
Sie können das Kalbsbries auch in verquirltem Ei wenden und in Butter ohne starke Krustenbildung leicht anbraten. Anstelle von Kalbsbries können Sie auch Hirn vom Lamm oder Schwein verwenden.

Gewürfelte Hühnerleber
(4 Portionen)

Zutaten:
400 g Hühnerleber klein geschnitten
Zwiebeln, sehr fein geschnitten

3 EL (30 g) Margarine oder Butter
Salz, Gewürze nach Wahl (gemahlener Pfeffer, Currypulver, Paprikapulver etc.)
3 EL (45 ml) Schlagsahne, flüssig
evtl. Weißwein

Varianten:
Statt Hühnerleber können Sie auch sehr zarte Kalbsleber verwenden. Bei Bedarf evtl. mixen.

Zubereitung:
Die gewürfelten Zwiebeln mit der Margarine oder der Butter in einer Bratpfanne glasig andünsten. Die Hühnerleber dazugeben. Leber und Zwiebeln in der offenen Pfanne leicht braten, bis die Leber nicht mehr rosa ist. Mit Weißwein ablöschen, salzen und mit Sahne verfeinern, sofort servieren.

Für Fischliebhaber

Fischklößchen
(4 Portionen)

Zutaten:
3 Stück (ca. 450 g) Fischfilet (geeignet: Kabeljau, Rotbarsch, Lachs, Forelle)
1 kleine Tasse (100 ml) Schlagsahne, flüssig
2 Eier
etwas Zitronensaft
Salz, gemahlener weißer Pfeffer

Zubereitung:
Fischfilet waschen, trockentupfen, sichtbare Gräten entfernen, grob würfeln. Kaltstellen!
Gekühlte Fischwürfel im Mixer pürieren, und kurz vor Ende die restlichen Zutaten dazugeben.
Salzwasser erhitzen, aus der Fischmasse Nocken abstechen und langsam im Salzwasser garen.
Geeignete Saucen finden Sie unter Kapitel II, Punkt 5.

Schneller Gemüse-Fleischeintopf
(4 Portionen)

Zutaten:
500 g Fleisch roh oder 400 g gekocht
½ l Flüssigkeit (Gemüsebrühe, Fleischbrühe, Hühnerbrühe oder Wasser)
ca. 250 g gekochtes Gemüse
ca. 250 g gekochte Kartoffeln
Salz, Gewürze nach Wahl

Varianten:
Kalbfleisch, Rindfleisch, Schweinefleisch, Hühnerfleisch sowie alle anderen gewünschten Sorten, auch Lamm oder Hammel.
Alle gewünschten Gemüsesorten, je mehr verschiedene Gemüsesorten, umso intensiver der Geschmack.

Zubereitung:
Gegartes Fleisch in kleine Stücke schneiden und mit etwas Flüssigkeit sehr fein mixen.
Je feiner Sie das Fleisch schneiden desto besser lässt es sich später mixen.
Restliche Zutaten und Gewürze zugeben und fein mixen, erhitzen.

Die Menschen kann man in drei Gruppen einordnen.
Menschen, die etwas geschehen lassen,
Menschen, die bei Geschehnissen zusehen,
und Menschen, die sich fragen, was geschehen ist.
JOHN W. NEWBERN

Käse-Soufflé
(4 Portionen)

Zutaten:
5 große Eier, getrennt
250 g Speisequark, Vollfettstufe
2 EL (20 g) Speisestärke
2 EL (20 g) Mehl
ca. 160 g feingeriebenen Schnittkäse (Allgäuer, Emmentaler, Gouda, Cheddar o. Ä.)
1 EL (10 g) Butter oder Margarine
Salz, gemahlener Pfeffer, Muskatnuss gerieben

Zubereitung:
Auflaufform mit Butter ausreiben, mit Mehl bestäuben, überschüssiges Mehl abklopfen. Eiweiße mit Salz steif schlagen. Eigelbe, Quark und Speisestärke und restliches Mehl mit den Quirlen des Handrührers cremig schlagen, Käse unterheben und mit den Gewürzen abschmecken. Eischnee vorsichtig unterheben.
Soufflémasse in die Auflaufform einfüllen und im vorgeheizten Backofen ca. 25–30 Minuten bei 200 °C backen. Evtl. mit Alufolie abdecken um eine zu starke Krustenbildung zu verhindern.

Frischkäsenocken
(4 Portionen)

Zutaten:
400 g Frischrahmkäse
3 Eigelb
75 g Grieß
3 EL (30 g) Mehl
etwas Salz, Pfeffer gemahlen, Muskatnuss gerieben

Varianten:
Ziegenfrischkäse, Kräuterfrischkäse, Paprikafrischkäse

Zubereitung:
Frischkäse mit Eigelb, Grieß und Mehl verrühren, mit Gewürzen abschmecken.
Ca. 20 Minuten im Kühlschrank quellen lassen. Salzwasser zum Kochen bringen, Käsenocken abstechen und langsam im Salzwasser ziehen lassen. Geeignete Saucen finden Sie unter Kapitel II, Punkt 5.

Nützliche Hinweise zu Hauptgerichten

Wichtiger Tipp:
Hier lohnt es, sich einen hochwertigen Fleischwolf, Cutter, Mixer oder Pürierstab mit verschiedenen Zusätzen zuzulegen.

Bei Fleisch ist es häufig im Privathaushalt besonders schwierig faserfreie Gerichte zuzubereiten.
Wenn Fasern oder kleine Stückchen beim Schlucken Probleme bereiten, ersetzen Sie alle frischen Fleischsorten durch Fleischgläschen (Babykost).

Alle Gerichte können mit einer Brühe Ihrer Wahl zubereitet werden.
Selbstzubereitete Brühen aus Gemüse, Geflügel oder Rindfleisch können Sie durch handelsübliche Ware in Pulver- oder Pastenform sowie flüssigen Brühen ersetzen.

Alle Hauptgerichte können mit Butter, Margarine, Sahne, Sauerrahm, Crème fraîche oder Pflanzenölen wie Rapsöl, Sonnenblumenöl, Maiskeimöl, Olivenöl, Kürbiskernöl, Walnussöl, Distelöl, Sesamöl, Leinöl oder Kokosöl geschmacklich und energetisch verändert werden.

Alle neutralen Trink- und Sondennahrungen können anstelle von Milch oder Sahne eingesetzt werden. Besonders geeignet zur Erhaltung des empfohlenen Körpergewichtes (▶ Kap. IV).

Instant-Verdickungsmittel helfen die jeweilig erforderliche Konsistenz zu erzielen (▶ Kap. IV, Punkt 5).

Supplemente reichern die Suppen mit Kalorien oder Eiweiß an (▶ Kap. IV).

Tipp:
Alle Hauptgerichte lassen sich hervorragend für die Vorratshaltung einsetzen.
Portionieren Sie die Hauptgerichte und gefrieren diese ein. Nach dem Auftauen in der Mikrowelle oder im Kochtopf gut erhitzen.

4 Eierspeisen

Rührei
(1 Portion)

Zutaten:
2 Eier
1 EL (15 ml) Schlagsahne, flüssig
etwas Salz
1 EL (10 g) Butter oder Margarine

Zubereitung:
Eier mit Sahne und Salz verquirlen, Fett in der Pfanne erhitzen (nicht bräunen), Eimasse zugeben, bei schwacher Hitze unter gelegentlichem Rühren stocken lassen.

Omelette (Grundrezept)
(1 Portion)

Zutaten:
2–3 Eier
etwas Salz
1 EL (15 ml) Schlagsahne, flüssig oder kaltes Wasser
1 EL (10 g) Butter oder Margarine

Zubereitung:
Eier mit Salz und Sahne oder Wasser mit dem Schneebesen oder Handmixer schlagen, bis sie gerade gut gemischt sind. Fett in der Pfanne erhitzen (nicht bräunen), Eimasse zugeben, bei schwacher Hitze die Unterseite des Omeletts stocken lassen.

Mit einem Pfannenwender das Omelette am Rand lockern, aus der Pfanne auf einen großen flachen Teller rutschen lassen. Die noch nicht gestockte Seite des Omeletts in die Pfanne geben und fertig garen. Es soll noch weich und saftig sein.

Varianten:
Kräuteromelette
Die Eimasse kann mit Kräutern aller Art (sehr fein geschnittenem Schnittlauch, sehr fein gehackte Petersilie, sehr feingeschnittener Kerbel) gemischt werden.
Käseomelette
Fein geriebener Käse schmilzt ideal in der Eimasse.
Gefülltes Omelette
Das fertige Omelette mit fein püriertem Gemüse (Spinat, Karotten, Blumenkohl) oder
verschiedenen fein pürierten Haschees oder Schinkensorten füllen.

Jetzt ist nicht die Zeit, an das zu denken, was Sie nicht haben.
Denken Sie an das, was Sie mit dem, was Sie haben, tun können.
                                                    ERNEST HEMINGWAY

Omelette als warme Süßspeise
(1 Portion)

Zutaten:
2–3 Eier
2 EL (30 g) Zucker
1 EL (15 ml) Schlagsahne, flüssig
1 Prise Salz
1 EL (10 g) Butter, etwas Puderzucker

Zubereitung:
Eier mit Zucker, Schlagsahne und Salz gut verquirlen. Das Fett in der Pfanne langsam erhitzen (nicht bräunen lassen), die Eimasse hineingießen und bei schwacher Hitze nur auf einer Seite leicht backen (stocken lassen, nicht bräunen). Dabei die Pfanne einige Male schütteln, damit das Omelette nicht anhängt. Das fertige Omelette zur Hälfte übereinanderklappen, vorsichtig auf einen vorgewärmten Teller gleiten lassen und mit Puderzucker bestreuen.

Tipp:
Dazu Apfelmus oder anderes Fruchtpüree servieren.

10-Minuten-Omelette (Schaumomelette)
(1 Portion)

Zutaten:
2–3 Eier (Eiweiß und -gelb trennen)
etwas Salz
gemahlener Pfeffer
1 EL (10 g) Mehl
1 EL (10 g) weiche Butter oder Margarine
1 EL (15 ml) Wasser
Butter zur Zubereitung

Zubereitung:
Eiweiß mit Salz steif schlagen. Eigelb mit Pfeffer, Mehl, Butter oder Margarine und Wasser schaumig schlagen. Geschlagene Eigelbmasse unter

den Eischnee ziehen. Restliche Butter in Bratpfanne (Durchmesser ca.
20 cm) erhitzen. Eimasse in die Pfanne gießen, mit Deckel luftdicht zu-
decken. 8 bis 10 Minuten bei niedriger Hitze garen, bis sich die Obersei-
te des Omeletts trocken anfühlt (mit Finger leicht berühren). Omelette
zusammenklappen und schnell servieren.

Varianten:
Kräuter oder geriebenen Käse unter die Eimasse heben verändert das Rezept geschmacklich.

Pochierte Eier
(1 Portion)

Zutaten:
2–3 Eier
Gewürze (Lorbeerblatt, Nelke ganz, Pfefferkörner)
evtl. 1 Stück Zwiebel
2–3 EL (ca. 45 ml) Essigessenz 30 %ig

Zubereitung:
In einem kleinen Topf Gewürze, Zwiebel und Essigessenz in ca. ½ l Wasser zum Kochen bringen, Eier vorsichtig aus der Schale lösen und direkt
in das Essigwasser geben.
Langsam garziehen lassen (Essigwasser soll nicht mehr sprudelnd kochen). Das Eiklar evtl. vorsichtig mit einem Esslöffel um das Eigelb legen.
Geeignete Saucen finden Sie unter Kapitel II, Punkt 5.

Eierstich
(1 Portion)

Zutaten:
2–3 Eier
etwas Salz
Gewürze (gemahlener Pfeffer, Muskatnuss gerieben, evtl. Kräuter)
3 EL (45 ml) Flüssigkeit (Schlagsahne flüssig, Milch, Brühe oder Wasser)

Zubereitung:
Alle Zutaten glattrühren. Flüssige Eimasse in eine mit kaltem Wasser ausgespülte hitzebeständige Form geben und im Wasserbad stocken lassen.

Ideal auch für die Mikrowelle geeignet.

Helle Grundsauce (helle Mehlschwitze)
(ergibt ca. ½ Liter)

Zutaten:
3 EL (30 g) Butter oder Margarine
3–4 geh. EL (45–60 g) Mehl
ca. ½ Liter Flüssigkeit (Gemüsebrühe, Fleischbrühe, Hühnerbrühe oder Wasser)
Salz
Gewürze (Lorbeerblatt, Nelke ganz., Pfefferkörner)

Zubereitung:
Butter oder Margarine schmelzen lassen, Mehl dazugeben und unter ständigem Rühren anschwitzen bis die Fett-Mehlmasse leicht schäumt. Mit Flüssigkeit peu à peu aufgießen, dabei immer wieder unter ständigem Rühren die Sauce zum Kochen bringen. Gewürze zugeben und ca. 20–30 Minuten leise köcheln lassen.
Gewürze entnehmen.

Tipp:
Anstelle von Brühe kann die Flüssigkeit auch teilweise mit flüssiger Schlagsahne oder Milch ersetzt werden.

Varianten auf der Basis der hellen Grundsauce:
Kräutersauce, Weißweinsauce, Zitronensauce, Senfsauce, Meerrettichsauce, Kapernsauce, Currysauce, Safransauce, Pilzsauce, leichte Tomatensauce, Käsesauce, Fischsauce

Zubereitung der Varianten:
Gewünschte Zutaten zur Grundsauce geben und pürieren, evtl. passieren.

Dunkle Grundsauce (dunkle Mehlschwitze)
(ergibt ca. ½ Liter)

Zutaten:
4 EL (40 g) Butter oder Margarine
6–7 geh. EL (ca. 90–110 g) Mehl
ca. ½ Liter Flüssigkeit (Gemüsebrühe, Fleischbrühe, Hühnerbrühe oder Wasser)
Salz
Zwiebeln, fein gewürfelt
Karotte und Sellerie, fein gewürfelt
etwas Tomatenmark

Zubereitung:
Butter oder Margarine schmelzen lassen, Zwiebeln, Gemüse und Tomatenmark dazugeben und rösten. Mehl dazugeben und unter ständigem Rühren mitrösten. Mit Flüssigkeit peu à peu aufgießen, dabei immer wieder unter ständigem Rühren die Sauce zum Kochen bringen. Ca. 20–30 Minuten leise köcheln lassen. Alles fein pürieren und evtl. passieren.

Tipp:
Anstelle von Brühe kann die Flüssigkeit auch teilweise mit flüssiger Schlagsahne oder Milch ersetzt werden.

Varianten auf der Basis der dunklen Grundsauce:
Rotweinsauce, Burgundersauce, Worcestersauce, dunkle Senfsauce, Pfeffersauce, Zwiebelsauce, Specksauce

Zubereitung der Varianten:
Gewünschte Zutaten zur Grundsauce geben und pürieren, evtl. passieren.

Sauce Alfredo
(ergibt ca. ½ Liter)

Zutaten:
125 g Butter oder Margarine

Knoblauchpulver oder 1 zerdrückte Knoblauchzehe
1 kleiner Becher (200 ml) Schlagsahne, flüssig
½ kleiner Becher (100 g) saure Sahne
Salz und Pfeffer (nach Geschmack)
6 EL (30 g) geriebener Parmesankäse

Zubereitung:
Butter schmelzen lassen, bei niedriger Hitze Knoblauch und beide Sahnesorten zugeben. Gut mischen, wahlweise mit Salz und Pfeffer abschmecken. Von der Herdplatte nehmen, Parmesan einrühren. Mixen.

Anmerkung:
Sauce Alfredo eignet sich für im Mixgerät zerkleinertes Fleisch und Gemüse sowie für Kartoffelbrei.

*D*as Leben, solange man es mit dem festen
Willen lebt, nützlich zu sein, kann einem viel
geben. Das gleicht die Angst aus.
                              JACOB JAVITS

Schnelle Kräuter-Hollandaise-Sauce

Zutaten:
100 g Butter
ca. 1 EL (15 ml) frisch gepresster Zitronensaft
etwas Dill, getrocknet
weißer Pfeffer, gemahlen
3 Eigelb, gründlich vom Eiweiß getrennt
1 EL fein gehackte frische Petersilie

Zubereitung:
Butter mit Zitronensaft, Dill und Pfeffer in einem kleinen Kochtopf erhitzen, bis sich Bläschen bilden. Buttersauce langsam und unter ständigem Rühren mit einem Schneebesen in das Eigelb einrühren. Petersilie dazugeben. Durch ein Sieb drücken.

Nützliche Hinweise zu Saucen

Alle Saucen können mit einer Brühe Ihrer Wahl zubereitet werden. Selbstzubereitete Brühen aus Gemüse, Geflügel oder Rindfleisch können Sie durch handelsübliche Ware in Pulver- oder Pastenform, sowie flüssigen Brühen ersetzen.

Für die schnelle Küche:
verwenden Sie Saucen in Pulverform oder Fertigsuppen, aus der Dose oder im Glas, und verfeinern Sie diese mit Gewürzen, Kräutern, Schlagsahne flüssig, Sauerrahm, Rot- oder Weißwein etc.

Alle Saucen können mit Butter, Margarine, Sahne, Sauerrahm oder Crème fraîche geschmacklich und energetisch verändert werden.

Alle neutralen Trink- und Sondennahrungen können anstelle von Milch oder Sahne eingesetzt werden. Besonders geeignet zur Erhaltung des empfohlenen Körpergewichtes (▶ Kap. IV).

Instant-Verdickungsmittel helfen die jeweilig erforderliche Konsistenz zu erzielen (▶ Kap. IV, Punkt 5).

Supplemente reichern die Suppen mit Kalorien oder Eiweiß an (▶ Kap. IV).

Tipp:
Alle Saucen lassen sich hervorragend für die Vorratshaltung einsetzen. Portionieren Sie die Saucen und frieren diese ein. Nach dem Auftauen in der Mikrowelle oder im Kochtopf gut erhitzen. Alle Gemüse- und Fleischgerichte können mit diesen Saucen zur gewünschten Konsistenzfindung eingesetzt werden.

6 Gemüse

Gemüsepüree
(4 Portionen)

Zutaten:
600 g Gemüse, gewaschen, geschält, in kleine Stücke geschnitten
evtl. etwas Zwiebel, fein gewürfelt
2 – 3 EL (20 – 30 g) Butter oder Margarine
etwas Flüssigkeit (Gemüsebrühe, Fleischbrühe, Hühnerbrühe oder Wasser)
4 EL (60 ml) Schlagsahne, flüssig
Salz
Gewürze nach Wahl (gemahlener Pfeffer, Currypulver, Paprikapulver etc.)
Kräuter nach Wahl (Petersilie, Dill, mediterrane Gewürze etc.)

Varianten:
Sehr gut geeignet sind Auberginen, Blumenkohl, Brokkoli, Karotten, Kohlrabi, Kürbis, Schwarzwurzeln, Sellerie, Spinat, Weiße Rübchen, Zucchini etc.
Faserhaltige Gemüsesorten wie Bohnenkerne (Kidneybohnen, weiße Bohnen), Erbsen, Fenchel, Lauch, Linsen, Gemüsemais, Rosenkohl, Stangensellerie, Spargel, Wirsing etc. müssen passiert werden.
Weniger geeignet sind Kohlgemüse wie Blaukraut (Rotkohl), Weißkraut, Sauerkraut und Pilze.

Zubereitung:
Gemüse und Zwiebel in Fett anschwitzen, mit Flüssigkeiten aufgießen und garen. Mit Salz, Kräutern und Gewürzen abschmecken und pürieren, bei Bedarf passieren. Je nach Bedarf mit etwas Flüssigkeit auf die gewünschte Konsistenz verdünnen.

Tipp:
Je nach Gemüsesorte mit Weißwein, Rotwein, Zitronen- oder Orangensaft oder Ingwer verfeinern.

Basler Karottenmus
(4 Portionen)

Zutaten:
ca. 6 mittelgroße (600 g) Karotten, roh
ca. 4 mittelgroße (400 g) Kartoffeln, roh
ca. 2 kleine Tassen (200–250 ml) Flüssigkeit (Milch, Schlagsahne flüssig, Brühe oder Wasser)
1 Ei
4 EL (40 g) Butter
etwas Salz, Muskatnuss gerieben

Varianten:
Karotten können durch andere Gemüsesorten ersetzt werden.

Zubereitung:
Karotten und Kartoffeln waschen, schälen und zerkleinern. Die so vorbereiteten Karotten und Kartoffeln in der Flüssigkeit weich kochen, fein pürieren. Ei und Butter dazugeben, zu einem feinen Brei verarbeiten, mit Salz und etwas Muskat abschmecken.

Möhren-Orangenpüree
(4 Portionen)

Zutaten:
ca. 6 mittelgroße (600 g) Karotten, roh
ca. ½ kleine Tasse (50 ml) Flüssigkeit (Milch, Schlagsahne flüssig, Brühe oder Wasser)
ca. ½ kleine Tasse (50 ml) Orangensaft
4 EL (40 g) Butter
etwas Salz, Kardamom gemahlen, etwas Cayennepfeffer

Zubereitung:
Karotten waschen, schälen und zerkleinern. Die so vorbereiteten Karotten in den Flüssigkeiten weich kochen, fein pürieren. Butter hinzugeben, mit Gewürzen abschmecken.

Varianten:
Sehr gut passen hier 1–2 getrocknete Backpflaumen oder getrocknete Aprikosen bzw. 2 EL Rosinen dazu. Diese bitte vor dem Pürieren dazugeben und passieren.

Möhren-Eier-Creme
(1 Portion)

Zutaten:
ca. 2 mittelgroße (200 g) Karotten, roh oder gekocht
3 Eier
2–3 EL (30–45 ml) Milch oder Schlagsahne, flüssig
etwas Zwiebel, fein gewürfelt
1 EL (10 g) zerlassene Butter
1 EL (10 g) Mehl
etwas Salz
gemahlener Pfeffer oder Muskatnuss gerieben

Varianten:
Anstelle von Karotten können Sie andere Gemüsesorten verwenden, z. B. tiefgefrorenen pürierten Spinat

Zubereitung:
Rohe Karotten schälen, kleinschneiden und in wenig Flüssigkeit garen. Alle Zutaten in den Mixer geben und mixen. In eine ausgefettete feuerfeste Schale füllen und im Wasserbad zugedeckt langsam stocken lassen. Oder im vorgewärmten Backofen 45 Minuten lang bei 175°C backen. Stürzen und garnieren.

Benutze die Talente, die Du besitzt:
Die Wälder wären sehr still, wenn dort nur
diejenigen Vögel sängen, die am besten singen.
HENRY VAN DYKE

Auberginenauflauf
(2 Portionen)

Zutaten:
etwas grüne Pfefferschote, zerteilt und püriert (alternativ: Chilipulver)
etwas Zwiebelpulver
2 EL (20 g) Butter oder Margarine
1 große (ca. 500 g) Auberginen, geschält, gekocht und zerdrückt oder püriert
2 Eier, verquirlt
1 kleine Tasse (100 ml) Milch oder Schlagsahne, flüssig
etwas Salz
Pfeffer, gemahlen
ca. 100 g Crackerbrösel, in 1–2 EL Milch eingeweicht
ca. 100 g geriebener Käse (z. B. Cheddarkäse, Emmentaler, Gouda)

Varianten:
Anstelle von Aubergine können Sie auch andere Gemüsesorten verwenden, z. B. Zucchini

Anmerkung:
Cräckerbrösel: kleine, runde, salzige Cräcker mit Pürierstab oder Mixer zu Bröseln verarbeiten

Zubereitung:
Backofen auf 175°C vorwärmen. Die pürierte grüne Pfefferschote in der Margarine sautieren. Zwiebelpulver zugeben. Mit der Aubergine, Eier, Milch, Cracker, Paprika, Salz, Pfeffer und Käse vermengen. In eine kleine gefettete Auflaufform gießen. Eventuell mit zusätzlichem geriebenen Käse bestreuen. Anschließend 30–40 Minuten backen.
Bei Bedarf mit Alufolie abdecken, es soll keine starke Krustenbildung entstehen.

Tipp:
Aubergine muss jung und zart sein. Stücke in Salzlake einweichen, um den bitteren Geschmack zu entfernen. Vor dem Kochen abspülen.

Spinatsoufflé
(ca. 2 Portionen)

Zutaten:
3 EL (30 g) Butter oder Margarine
3 EL (30 g) Mehl
½ kleine Tasse(ca. 50 ml) Milch
ca. 500 g Tiefkühlspinat, gehackt, gekocht und abgetropft
etwas Zwiebelpulver
Muskatnuss gerieben
schwarzer Pfeffer (gemahlen) nach Belieben
6 Eiweiß
3 EL (ca. 15 g) Parmesankäse

Zubereitung:
Butter oder Margarine in einer kleinen schweren Pfanne zerlassen. Mehl einrühren. Die Mischung kochen, bis sie glatt und voller Blasen ist. Von der Kochstelle nehmen und die Milch allmählich einrühren.
Wieder auf den Herd stellen und unter ständigem Rühren zum Kochen bringen. 1 Minute kochen. Von der Kochstelle nehmen und Spinat, Zwiebelpulver, Muskat und Pfeffer einrühren.
Eiweiß steif schlagen, vorsichtig unter die Spinatmischung ziehen. In eine kleine Auflaufform gießen. Mit Parmesankäse bestreuen.
35 Minuten bei 175 °C backen.

D as Leben ist wie das Essen einer Zwiebel, man zieht eine Schicht nach der anderen ab, und manchmal weint man.
CARL SANDBURG

Ricotta-Spinat-Backspeise
(ca. 2 Portionen)

Zutaten:
500 g frischer Spinat oder 1 Packung (300 g) Tiefkühlspinat
ca. 150 g Ricottakäse
ca. 50 g Parmesankäse, gerieben
1 kleine Tasse (ca. 100 ml) Schlagsahne, flüssig
1 kleine Tasse (ca. 100 ml) Milch
4 Eier, leicht geschlagen
Salz, gemahlener Pfeffer, Muskatnuss gerieben

Zubereitung:
Frischen Spinat waschen und einige Minuten kochen. Die Flüssigkeit
ausdrücken, zerhacken und pürieren, Tiefkühlspinat abtropfen lassen.
Spinat mit Ricotta und der Hälfte des Parmesan vermengen und in eine
kleine gefettete Auflaufform geben. Eier mit Sahne, Milch und Gewürzen
vermischen. Über die Ricotta-Spinat-Mischung gießen. Den übrigen Parmesankäse darüber streuen und bei 190 °C ca. 30 Minuten (bzw. bis ein
in die Mitte gestecktes Messer sauber bleibt) backen. Vor dem Servieren
10 Minuten lang stehen lassen.

Nützliche Hinweise zu Gemüse

Alle frischen Gemüsesorten können durch tiefgefrorene Ware oder
Konserven aus Glas oder Dose oder Gemüsegläschen (Babykost) ersetzt werden.

Alle Gemüsegerichte können mit Butter, Margarine, Sahne, Sauer-
rahm, Crème fraîche oder Pflanzenölen wie Rapsöl, Sonnenblumenöl,
Maiskeimöl, Olivenöl, Kürbiskernöl, Walnussöl, Distelöl, Sesamöl,
Leinöl oder Kokosöl geschmacklich und energetisch verändert werden.

Alle neutralen Trink- und Sondennahrungen können anstelle von
Milch oder Sahne eingesetzt werden. Besonders geeignet zur Erhaltung des empfohlenen Körpergewichtes (▶ Kap. IV).
Instant-Verdickungsmittel helfen die jeweilig erforderliche Konsistenz
zu erzielen (▶ Kap. IV, Punkt 5).

Supplemente reichern die Gemüsegerichte mit Kalorien oder Eiweiß an (▶ Kap. IV).

Tipp:
Fast alle Gemüsegerichte lassen sich hervorragend für die Vorratshaltung einsetzen.
Portionieren Sie die Gemüse und gefrieren diese ein. Nach dem Auftauen in der Mikrowelle oder im Kochtopf gut erhitzen.

Mit einem Extratupfer Sahne oder Sauerrahm verzieren.

Gemüsegerichte mit Ei oder Soufflé sollten Sie immer frisch zubereiten.

Kartoffelschnee
(1 Portion)

Zutaten:
3 mittelgroße (ca. 300 g) Kartoffeln, roh, mit Schale (mehlig kochend)
etwas Salz, Muskatnuss gerieben
1–2 EL (10–20 g) zerlassene Butter

Zubereitung:
Kartoffeln schälen, in wenig Salzwasser oder Dampf garen. Durch eine Kartoffelpresse oder in einen Kartoffelstampfer geben und sehr fein pressen, mit zerlassener Butter beträufeln und mit Muskatnuss bestreuen.

Tipp:
Sie können etwas Sauerrahm oder Crème fraîche dazugeben, der Kartoffelschnee kann so an die gewünschte Konsistenz angepasst werden.

Kartoffelpüree
(1 Portion)

Zutaten:
3 mittelgroße (ca. 300 g) Kartoffeln, roh, mit Schale (mehlig kochend)
1 kleine Tasse (100 ml) Milch (Flüssigkeit kann bei Bedarf erhöht werden)
etwas Salz, Muskatnuss gerieben
1–2 EL (10–20 g) zerlassene Butter

Varianten:
Fein püriertes Selleriepüree, Pastinakenpüree, Erbsenpüree, Karottenpüree, Kürbispüree, Rote Bete püriert, Avocadomus oder andere Gemüsepüreesorten bringen Abwechslung und Farbe.
Auch sehr fein geriebener Meerrettich oder sehr fein gehackte Kräuter sind möglich.

Zubereitung:
Kartoffeln schälen, in wenig Salzwasser oder Dampf garen.
Durch eine Kartoffelpresse oder in einen Kartoffelstampfer geben und sehr fein pressen, mit Schneebesen zu einer glatten Masse verarbeiten.
Heiße Milch, zerlassener Butter und Muskatnuss dazugeben, nochmals glattrühren.

Tipp:
Sie können statt Milch auch flüssige Schlagsahne oder eine Brühe Ihrer Wahl verwenden.
Auch Gemüsesäfte sind möglich.

Kartoffelpüree mit Ei
(1 Portion)

Zutaten:
3 mittelgroße (ca. 300 g) Kartoffeln, roh, mit Schale (mehlig kochend)
½ kleine Tasse (50 ml) Milch (Flüssigkeit kann bei Bedarf erhöht werden)
1 Ei, roh (sehr frisch)
etwas Salz, Muskatnuss gerieben
1–2 EL (10–20 g) zerlassene Butter

Zubereitung:
Kartoffeln schälen, in wenig Salzwasser oder Dampf garen.
Durch eine Kartoffelpresse oder in einen Kartoffelstampfer geben und sehr fein pressen, mit Schneebesen zu einer glatten Masse verarbeiten.
Heiße Milch, zerlassener Butter und Muskatnuss dazugeben, nochmals glattrühren. Zuletzt das Ei verquirlen und kurz vor dem Verzehr unterrühren.

Tipp:
Sie können statt Milch auch flüssige Schlagsahne oder eine Brühe Ihrer Wahl verwenden.

Herzoginkartoffeln
(1 Portion)

Zutaten:
3 mittelgroße (ca. 300 g) Kartoffeln, roh, mit Schale (mehlig kochend)
2 Eigelb, roh (sehr frisch)
etwas Salz, Muskatnuss gerieben
1–2 EL (10–20 g) zerlassene Butter

Zubereitung:
Kartoffeln schälen, in wenig Salzwasser oder Dampf garen.
Durch eine Kartoffelpresse oder in einen Kartoffelstampfer geben und sehr fein pressen, mit Schneebesen zu einer glatten Masse verarbeiten.
Zerlassener Butter und Muskatnuss dazugeben, nochmals glattrühren.
Zuletzt das Eigelb verquirlen und unterrühren. Kartoffelmasse in Spritzbeutel füllen und auf gefettetem Backblech in Form spritzen und im Backofen bei ca. 180 °C ca. 10 Minuten backen.
Es soll keine starke Krustenbildung entstehen.

Kartoffelauflauf
(1 Portion)

Zutaten:
3 mittelgroße (ca. 300 g) Kartoffeln, roh, mit Schale (mehlig kochend)
2 Eier, roh
etwas Salz, Muskatnuss gerieben
4 EL (ca. 20 g) geriebener Käse (Parmesan, Emmentaler, Gouda, Bergkäse etc.)
1–2 EL (10–20 g) zerlassene Butter

Zubereitung:
Kartoffeln schälen, in wenig Salzwasser oder Dampf garen.

Durch eine Kartoffelpresse oder in einen Kartoffelstampfer geben und sehr fein pressen, mit Schneebesen zu einer glatten Masse verarbeiten. Zerlassener Butter, Muskatnuss und geriebenen Käse dazugeben, nochmals glattrühren. Zuletzt die Eier verquirlen und unterrühren. Kartoffelmasse in eine gut gefettete backfeste Form geben und im Backofen bei ca. 180 °C ca. 10 Minuten backen.
Es soll keine starke Krustenbildung entstehen.

Folienkartoffel
(1 Portion)

Zutaten:
1 große (ca. 300–400 g) Kartoffel, roh, mit Schale (mehlig kochend)
1–2 EL (10 –20 g) zerlassene Butter
etwas Salz, gemahlener Pfeffer
nach Wahl:
Sauerrahm, Crème fraîche oder feine pikante Quarkzubereitung

Zubereitung:
Kartoffel in gut gefettete Alufolie einpacken und im Backofen bei 200 °C ca. 30–40 Minuten backen.
Die Kartoffel muss sehr weich werden.
Mit Sauerrahm, Crème fraîche oder Quarkzubereitung servieren (▶ Kap. II, Punkt 9).

Schnee aus Batate (Süßkartoffel)
(1 Portion)

Zutaten:
ca. 300 g Batate, roh, mit Schale
etwas Salz, Muskatnuss gerieben
1–2 EL (10–20 g) zerlassene Butter

Zubereitung:
Batate in wenig Salzwasser oder Dampf garen, schälen.

Durch eine Kartoffelpresse oder in einen Kartoffelstampfer geben und sehr fein pressen, mit zerlassener Butter beträufeln und Muskatnuss bestreuen.

Tipp:
Sie können etwas Sauerrahm oder Crème fraîche dazugeben, der Batateschnee kann so an die gewünschte Konsistenz angepasst werden.

Anmerkung:
Alle Kartoffelrezepte können Sie mit Bataten zubereiten.

Cremige Polenta
(4 Portionen)

Zutaten:
7 EL (70 g) feine Polenta (Maisgrieß)
600 ml Flüssigkeit (Milch, Schlagsahne flüssig, Brühe oder Wasser)
evtl. kleine Knoblauchzehe, Thymianzweig
etwas Salz, Muskatnuss gerieben
1–2 EL (10–20 g) zerlassene Butter
oder 1–2 EL (15–30 ml) Olivenöl

Zubereitung:
Flüssigkeit mit Knoblauchzehe und Thymianzweig erhitzen, Polenta einrühren, kurz aufkochen und langsam quellen lassen. Knoblauch und Thymian entfernen, zerlassene Butter oder Olivenöl unterziehen.

Tipp:
Geriebener Parmesan und Schmelzkäse passen hervorragend zu Polenta. Käse unter die fertige Polenta geben.

Nützliche Hinweise zu Beilagen

Alle Beilagen können mit einer Brühe Ihrer Wahl zubereitet werden.

Für die schnelle Küche:
verwenden Sie für Kartoffelpüree in Pulverform verfeinern Sie dieses mit Gewürzen, Schlagsahne flüssig, Sauerrahm, etc.

Alle Beilagen können mit Butter, Margarine, Sahne, Sauerrahm oder Crème fraîche geschmacklich und energetisch verändert werden.

Alle neutralen Trink- und Sondennahrungen können anstelle von Milch oder Sahne eingesetzt werden. Besonders geeignet zur Erhaltung des empfohlenen Körpergewichtes (▶ Kap. IV).

Instant-Verdickungsmittel helfen die jeweilig erforderliche Konsistenz zu erzielen (▶ Kap. IV, Punkt 5).

Supplemente reichern die Suppen mit Kalorien oder Eiweiß an (▶ Kap. IV).

Fruchtpüree
(4 Portionen)

Zutaten:
6 Stück (ca. 600 g) Frischobst, gewaschen, geschält, in kleine Stücke geschnitten
3–4 EL (45–60 g) Zucker
1–2 kleine Tassen (100–200 ml) Wasser oder Ähnliches
Gewürze nach Wahl

Zubereitung:
Vorbereitetes Obst mit Flüssigkeiten, Zucker und Gewürzen aufgießen und garen. Fein pürieren, evtl. passieren.
Je nach Bedarf mit etwas Flüssigkeit auf die gewünschte Konsistenz verdünnen.

Varianten:
Sehr gut geeignet sind Apfel, Aprikose, Birne, Pfirsich, Pflaumen; weniger geeignet sind sehr faserreiche Obstsorten wie Ananas, Mandarine, Rhabarber, denn diese müssen immer passiert werden.
Beerenfrüchte wie Brombeeren, Erdbeeren und Himbeeren können roh verwendet werden, müssen aber passiert werden um die Kerne zu entfernen.

Tipp:
Je nach Obstsorte Weißwein, Rotwein, Portwein, Rum etc., Zitronen-, Limetten- oder Orangensaft hinzufügen.
Geeignete Gewürze sind Vanillezucker oder -schote, Zimtpulver oder -stange, Nelkenblüte- oder pulver, Sternanis, Ingwer etc.

Fruchtschnee
(1 Portion)

Zutaten:
ca. 100 g Fruchtpüree Ihrer Wahl (siehe Rezept)
1 Eiweiß (sehr frisch)
1 EL (15 g) Zucker

Zubereitung:
Fertiges Fruchtpüree bereitstellen. Eiweiß mit Zucker sehr steif schlagen und unter das Fruchtpüree ziehen.
Möglichst kurz vor dem Verzehr zubereiten.

Fruchtsahne
(1 Portion)

Zutaten:
ca. 100 g Fruchtpüree Ihrer Wahl (siehe Rezept)
1–2 EL (15–30 ml) Schlagsahne, flüssig
1 EL (15 g) Zucker

Zubereitung:
Fertiges Fruchtpüree bereitstellen. Sahne mit Zucker sehr steif schlagen und unter das Fruchtpüree ziehen.
Möglichst kurz vor dem Verzehr zubereiten.

Fruchtquarkspeise
(2 Portionen)

Zutaten:
ca. 100 g Fruchtpüree Ihrer Wahl (siehe Rezept)
ca. 200 g Quark (jede Fettgehaltsstufe möglich)
1–2 EL (30 g) Zucker

Zubereitung:
Fertiges Fruchtpüree mit Quark und Zucker glattrühren. Je nach Bedarf mit etwas Flüssigkeit auf die gewünschte Konsistenz verdünnen oder mit Verdickungsmittel andicken.

Süße Quarkspeise
(2 Portionen)

Zutaten:
ca. 300 g Quark (jede Fettgehaltsstufe möglich)
2–3 EL (ca. 30–45 g) Joghurt oder Milch
Rosenzucker, Vanillezucker, Zimtpulver oder Ahornsirup, Honig, Sanddornbeerensaft, Himbeersirup, Holunderblütensirup, Kakao- oder Kaffeepulver, Kokosnusscreme etc.
evtl. Zucker nach Geschmack

Zubereitung:
Quark mit Flüssigkeit und gewünschten Zutaten glattrühren. Je nach Bedarf mit etwas Flüssigkeit auf die gewünschte Konsistenz verdünnen oder mit Verdickungsmittel andicken.

Joghurtgelee mit Frucht
(2 Portionen)

Zutaten:
ca. 200 g Joghurt (jede Fettgehaltsstufe möglich)
ca. 100 g Fruchtpüree Ihrer Wahl (siehe Rezept)
1 EL (15 ml) Schlagsahne, flüssig
1 EL (15 g) Zucker
2 Blatt Gelatine
oder Supplement Verdickungsmittel, Menge laut Produkthinweis

Zubereitung:
Joghurt und Fruchtpüree glattrühren, Sahne mit Zucker sehr steif schlagen und unter Joghurtmasse ziehen.

Gelatine in kaltem Wasser einweichen und gut ausdrücken, 1–2 EL Wasser oder Fruchtsaft leicht erwärmen, Gelatine darin auflösen und unter die Joghurtmasse rühren. In mit kaltem Wasser ausgespülte Förmchen verteilen und kaltstellen.

Varianten:
Anstelle von Joghurt können Sie auch Buttermilch, Kefir oder Dickmilch verwenden.

Fruchtgelee
(2 Portionen)

Zutaten:
ca. 3 kleine Tassen (300 ml) Fruchtsaft Ihrer Wahl
evtl. Zucker
4–5 Blatt Gelatine
oder Supplement Verdickungsmittel, Menge laut Produkthinweis

Zubereitung:
Fruchtsaft bei Bedarf süßen. Gelatine in kaltem Wasser einweichen und gut ausdrücken, 1–2 EL Wasser oder Fruchtsaft leicht erwärmen, Gelatine darin auflösen und unter den Fruchtsaft rühren. In mit kaltem Wasser ausgespülte Förmchen verteilen und kaltstellen.

Tipp:
Hier passt hervorragend Vanillesoße, halb fest geschlagene Sahne oder Vanilleeis dazu.
Eine gute Alternative sind fertige Götterspeisen im Becher.

Einfacher Milchpudding
(4 Portionen)

Zutaten:
500 ml Milch (jede Fettgehaltsstufe möglich)
4 EL (40 g) Stärkemehl oder 1 P. Puddingpulver
2–3 EL (30–45 g) Zucker

Zubereitung:
Stärkemehl oder Puddingpulver mit Zucker, Gewürzen und 3–4 EL der Milch glattrühren. Milch zum Kochen bringen, das angerührte Stärkemehl einrühren und kurz aufkochen lassen. Portionieren und kaltstellen.

Varianten:
Vanillezucker oder -schote, Kakao- oder Kaffeepulver, flüssiges Karamel oder Kokosnusscreme hinzufügen.

Tipp:
Hier passt hervorragend Vanille- oder Schokoladensoße, halb fest geschlagene Sahne, Vanilleeis oder Eierlikör dazu.
Die Puddingsorten können mit Eischnee oder geschlagener Sahne der gewünschten Konsistenz angepasst werden.
Eine gute und schnelle Alternative sind fertige Puddingsorten.

Für Geübte und besondere Anlässe

Bayerische Creme
(4 Portionen)

Zutaten:
2 Eigelb (sehr frisch)
100 g Puderzucker
Vanilleschote
3 Blatt Gelatine
1 große Tasse (150 ml) Milch (jede Fettgehaltsstufe möglich)
250 ml Schlagsahne, flüssig

Zubereitung:
Eigelb und Puderzucker cremig aufschlagen. Gelatine im kalten Wasser einweichen.
Vanilleschote aufschlitzen, das Mark herauskratzen und beides unter die Milch rühren. Die Milch zum Kochen bringen. Vanilleschote entfernen und unter ständigem Rühren langsam die heiße Milch zur Eiermasse gießen. Bei milder Hitze die Eiermilch über dem Wasserbad weiterschla-

gen, bis eine dickliche Masse entsteht. Gelatine ausdrücken und unterrühren. In eine Schüssel mit kaltem Wasser stellen und weiterschlagen, bis die Masse zu gelieren beginnt. Sahne sehr steif schlagen und unterziehen. In mit kaltem Wasser ausgespülte Förmchen verteilen und kaltstellen.

Varianten:
Amaretto, Cointreau, Eierlikör, Kirschwasser oder Rum verfeinern dieses Dessert

Tipp:
Fruchtpüree ist als Spiegel oder zum Garnieren ideal.

Creme Caramel
(4 Portionen)

Zutaten:
ca. 100 g Zucker (wenn ein sehr intensiver Karamellgeschmack gewünscht ist, mehr Zucker verwenden)
4 kleine Tassen (400 ml) Milch (jede Fettgehaltsstufe möglich)
6 Eier
2 TL Vanillinzucker
1 Prise Salz

Zubereitung:
Zucker in einer kleinen schweren Bratpfanne bei mittlerer Stufe schmelzen, bis sich ein bernsteinfarbener Sirup bildet. Im Mixer die Milch, Eier, Vanillinzucker und Salz 10 Sekunden verquirlen, dabei vorsichtig das Karamell durch die Öffnung im Mixerdeckel bei laufendem Motor zufügen. In eine flache, 1 ½ Liter große Auflaufform oder 4 feuerfeste Förmchen gießen und in ein Wasserbad stellen. Bei mittlerer Stufe (170 °C.) 1 Stunde lang backen bzw. bis ein in die Mitte gestecktes Messer sauber bleibt. Aus dem Wasserbad nehmen und auf einem Gitter abkühlen lassen.

Frucht-Creme mit Ei
(4 Portionen)

Zutaten:
2 kleine Tasse (200 ml) Milch (jede Fettgehaltsstufe möglich)
100 g Fruchtpüree (siehe Rezept)
4 EL (60 g) Zucker oder Honig
6 Eier

Zubereitung:
Alle Zutaten gut mixen und in vier feuerfeste Förmchen verteilen. Diese in ein Wasserbad stellen. Bei mittlerer Stufe (175 °C) 1 Stunde lang backen bzw. bis ein in die Mitte gestecktes Messer sauber bleibt. Aus dem Wasserbad nehmen und auf einem Gitter abkühlen lassen.

Weißweincreme
(4 Portionen)

Zutaten:
4 Eier, getrennt
100 g Zucker
6 Blatt Gelatine
oder Supplement Verdickungsmittel, Menge laut Produkthinweis
4 EL Wasser
1 Glas (150 ml) Weißwein
Saft von 3 Zitronen
200 ml Schlagsahne, flüssig

Zubereitung:
Gelatine in kalten Wasser einweichen. Eigelb mit Zucker schaumig schlagen. Wasser erwärmen, die gut ausgedrückte Gelatine darin auflösen, langsam unter die Eiermasse rühren. Weißwein und Zitronensaft zugeben und kaltstellen. Sahne sehr steif schlagen und vorsichtig unter die abgekühlte Eiermasse ziehen. Zuletzt Eiweiß sehr steif schlagen und unterziehen. Portionieren und kaltstellen.

Wenn es schnell gehen soll: fertig gekaufte Desserts

Eiscreme aller Art (ohne Stückchen)
Tiramisu
Creme Vermicelle (Maronencreme)
Crème Brûlée
Zabaione
Panna Cotta

Schnelle und beliebte Kuchenrezepte

Gebackener Käsekuchen (ohne Boden)
(12 Stücke)

Zutaten:
6 Eier, getrennt
200 g Zucker
500 g Quark oder Schichtkäse
¼ l Sauerrahm
2 EL (30 g) Speisestärke
Vanillezucker
Saft einer Zitrone und etwas Rum

Zubereitung:
Eigelb und Zucker sehr schaumig rühren, Eiweiß sehr steif schlagen. Eigelbmasse mit den restlichen Zutaten mischen und glattrühren, zuletzt den Eischnee unterziehen. Die Quarkmasse in eine gefettete Springform mit 28 cm Durchmesser gießen, glattstreichen. Im vorheizten Backofen bei 200 °C ca. 60 Minuten backen. Evtl. mit Alufolie abdecken, es soll keine starke Krustenbildung entstehen. In der Form abkühlen lassen und stürzen.

Varianten:
Ob der Käsekuchen mit Boden zubereitet werden kann, muss individuell entschieden werden.

Geeignet sind Mürbeteigböden oder Hefeteigböden, die nicht stark gebacken sind.

Frischkäsekuchen ohne Backen (ohne Boden)
(12 Stücke)

Zutaten:

1 P. Götterspeise mit Zitronengeschmack
oder
200 ml Wasser oder Fruchtsaft Ihrer Wahl, 2 EL Zitronensaft
6–8 Blatt Gelatine
200 g Doppelrahmfrischkäse
100 g Zucker
Vanillezucker
500 ml Schlagsahne, flüssig
300 g Fruchtmus (siehe Rezept)

Zubereitung:
Götterspeisenpulver nach Vorschrift zubereiten (nicht kochen!) oder Gelatineblätter in kaltem Wasser einweichen, Flüssigkeit erwärmen und ausgedrückte Gelatine darin auflösen. Abkühlen lassen.
Frischkäse mit Zucker und Vanillezucker glattrühren, Sahne sehr steif schlagen. Alle Zutaten vorsichtig mischen und in eine mit Backpapier ausgelegte Springform mit 28 cm Durchmesser gießen.
Kaltstellen.

Varianten:
Ob der Frischkäsekuchen mit Boden zubereitet werden kann, muss individuell entschieden werden.
Geeignet sind Mürbeteigböden, die nicht stark gebacken sind oder ein Boden aus Löffelbiskuits und Butter.
Mürbeteig im Vorfeld backen und in die Kuchenform geben.
Oder 140 g Löffelbiskuits mit Mixer sehr fein zerbröseln und mit Zimtpulver und 125 g flüssiger Butter mischen, in die Kuchenform drücken.
Erkalten lassen, backen nicht erforderlich.

Nützliche Hinweise zu Nachspeisen

Alle Nachspeisen können mit Kuhmilch (in allen Fettstufen), aber auch mit lactosefreier Milch, Sojamilch, Hafermilch, Reismilch, Kokosmilch oder Mandelmilch zubereitet werden.

Ideal sind auch alle Trink- und Sondennahrungen mit neutralem Geschmack oder der entsprechenden fruchtigen oder nussigen Variante. Besonders geeignet zur Erhaltung des empfohlenen Körpergewichtes (▶ Kap. IV).

Besonders cremig werden die Speisen mit steifem Eischnee oder geschlagener Schlagsahne.

Zum Süßen kann statt Zucker auch Puderzucker, Vanillezucker oder Traubenzucker verwendet werden;
Honig, Birnendicksaft (Birnenhonig), Agavendicksaft, Ahornsirup und Maissirup sind ideal zum Mixen geeignet (evtl. leicht erwärmen) und sorgen mit kleinen Geschmacksnuancen für Abwechslung.

Instant-Verdickungsmittel helfen die jeweilig erforderliche Konsistenz zu erzielen (▶ Kap. IV, Punkt 5).

Fruchtpüree kann selbstzubereitet werden oder durch Babygläschen ersetzt werden.

Supplemente reichern die Nachspeisen mit Kalorien oder Eiweiß an (▶ Kap. IV).

Tipp:
Genießen Sie die Desserts aus unterschiedlichen Schälchen und Formen.

Wussten Sie, dass ...
es schwierig ist, Kokosnuss sehr fein zu zerkleinern?
Wenn Kokosnuss eine Ihrer Lieblingsspeisen ist, probieren Sie Kokosnusscreme oder künstliches Kokosaroma, mit Vanillespeisen gemischt.

9 Verschiedenes (für zwischendurch oder zu geeigneten Beilagen und Gemüsen)

Pikante Quarkzubereitungen

Zutaten:
Speisequark (alle Fettstufen möglich)
etwas Salz
sehr fein gehackte Kräuter (Petersilie, Dill, Kerbel, Schnittlauch etc.)
oder Gewürze nach Wahl (gemahlener Pfeffer, Paprikapulver, Kümmelpulver, Currypulver)
oder Tomatensaft, Tomatenpüree, Tomaten
oder sehr fein geriebener Meerrettich

Je nach erforderlicher Konsistenz:
Milch, Schlagsahne flüssig, Sauerrahm, Crème fraîche

Zubereitung:
Gewünschte Zutaten vermengen und mit der erforderlichen Flüssigkeitsmenge glattrühren.
Bis zum Verzehr kühlstellen.

Tipp:
Anstelle von Kräuterquark können Sie auch Frischkäse oder Schmelzkäse verwenden.
Den Einsatz von Hüttenkäse individuell prüfen.

Pikante Eiercreme

Zutaten:
Speisequark oder Frischkäse oder Schmelzkäse (alle Fettstufen möglich)
Ei, hartgekocht, gehackt und durch ein Sieb gestrichen
etwas Salz

sehr fein gehackte Kräuter (Petersilie, Dill, Kerbel, Schnittlauch etc.)
oder Gewürze nach Wahl (gemahlener Pfeffer, Paprikapulver, Kümmelpulver, Currypulver)
oder Senf

Je nach erforderlicher Konsistenz:
Milch, Schlagsahne flüssig, Sauerrahm, Crème fraîche

Zubereitung:
Gewünschte Zutaten vermengen und mit der erforderlichen Flüssigkeits-
menge glattrühren.
Bis zum Verzehr kühlstellen.

Fischcreme

Zutaten:
Speisequark oder Frischkäse oder Schmelzkäse (alle Fettstufen möglich)
geräucherter oder gekochter Fisch
oder Sardellenpaste (aus der Tube oder mit etwas Öl fein pürierte Sardel-
lenfilets), Kaviar (Ersatz oder Echter)
etwas Salz
Gewürze nach Wahl (gemahlener Pfeffer, Paprikapulver, Kümmelpulver,
Currypulver)
oder sehr fein geriebener Meerrettich
oder Zitronensaft

Je nach erforderlicher Konsistenz:
Milch, Schlagsahne flüssig, Sauerrahm, Crème fraîche

Zubereitung:
Fisch mit etwas Flüssigkeit sehr fein pürieren, evtl. passieren.
Gewünschte Zutaten vermengen und mit der erforderlichen Flüssigkeits-
menge glattrühren.
Bis zum Verzehr kühlstellen.

Varianten:
Geräuchertes Forellenfilet, geräucherter Lachs, geräuchertes Makrelenfilet, Thunfisch aus der Dose,
Matjesfilet etc., aber auch einfach nur gekochter Fisch

Wenn es schnell gehen soll: fertig gekaufte Dips

Avocadocreme
Melanzane-Aufstrich (Auberginen)
Hummus (Kichererbsen)
Taramas (griechische Fischpaste)

Selbstzubereitete Sülzen

Fleisch- oder Wurstsülze
(ca. 2–3 Portionen)

Zutaten:
200 g gekochtes Fleisch oder Schinken/Schnittwurst
ca. 2 kleine Tassen (200 ml) Brühe, abgeschmeckt
etwas Essig oder Zitronensaft nach Wahl
3 Blatt Gelatine
oder Supplement Verdickungsmittel, Menge laut Produkthinweis

Zubereitung:
Fleisch, Wurst oder Schinken sehr fein schneiden, durch den Fleischwolf drehen oder mit wenig Flüssigkeit pürieren. In mit kaltem Wasser ausgespülte Förmchen verteilen. Gelatine in kaltem Wasser einweichen und gut ausdrücken. Brühe leicht erwärmen, Gelatine darin auflösen und über das Fleischpüree gießen. Die Förmchen einige Stunden kaltstellen.

Tipp:
Die Sülze kann vor dem Erkalten mit püriertem Gemüse marmoriert werden.
Sauerrahm, Crème fraîche, Ketchup oder Senf können dazu gegessen werden.

Für besondere Anlässe

Gelierter Avocadosalat
(2–3 Portionen)

Zutaten:
1 Packung (90 g) Götterspeisepulver mit Limettengeschmack
oder Supplement Verdickungsmittel, Menge laut Produkthinweis sowie
Zitronensaft und Brühe
ca. 100 g Frischrahmkäse
1 Avocado, zerdrückt oder mit etwas Zitronensaft püriert
1 kleine Zwiebel, sehr fein gehackt
etwas Salz
3–4 EL (ca. 60 g) Mayonnaise

Zubereitung:
Götterspeise laut Zubereitungshinweise vorbereiten. Alternativ Verdickungsmittel mit Brühe und Zitronensaft laut Produkthinweis vorbereiten. Die restlichen Zutaten vermengen und glattrühren, mit der Götterspeise mischen. In 2–3 mit kaltem Wasser ausgespülte Förmchen verteilen und einige Stunden kaltstellen.

Tomatenaspik-Vorspeise
(2–3 Portionen)

Zutaten:
¾ Tasse (ca. 80 ml) Tomatensaft
etwas Salz
etwas Paprikapulver
1 Prise Zucker
1 EL (15 ml) Zitronensaft
½ Lorbeerblatt
2 kleine Stangen Staudensellerie mit 2–3 Blättern (Fäden entfernen!)
1 P. Gelatine gemahlen (ohne Geschmack) oder 3 Blatt Gelatine
oder Supplement Verdickungsmittel, Menge laut Produkthinweis
ca. 2 EL (20 ml) kaltes Wasser

Varianten:
Statt Tomatensaft einen Gemüsesaft Ihrer Wahl verwenden, z. B. Karottensaft, Rote Bete Saft.

Zubereitung:
Staudensellerie in sehr kleine Stücke schneiden, mit Tomatensaft und Gewürzen kochen und sehr fein pürieren, evtl. passieren. Pulvergelatine oder Blattgelatine vorbereiten. Alle Zutaten mischen und in 2–3 mit kaltem Wasser ausgespülte Förmchen verteilen und einige Stunden kaltstellen.

Tipp:
Sauerrahm oder Crème fraîche können dazu gegessen werden.

III Nützliche Hinweise zum Kochen

Gesammelte nützliche Hinweise

- Hochwertige Geräte wie Fleischwolf, Cutter, Mixer oder Pürierstab, eventuell mit verschiedenen Zusätzen, lohnen sich und ersparen viel Zeit und Mühe im Alltag.
- Zum Pürieren und um die erwünschte Konsistenz der Speisen zu erreichen, sollte ein Mixer oder Pürierstab eingesetzt werden. Da nach längerem Gebrauch die Messer des Gerätes abstumpfen, ist es nötig, sie öfters auszutauschen (als Messerkopf in Fachgeschäften zu beziehen).
- Bei Bedarf Speisen und Getränke fein pürieren und anschließend durch ein Haarsieb passieren um Kerne, Häute etc. zu entfernen.
  Anmerkung:
  Für Süßes und für Pikantes sollte ein separates Haarsieb benutzt werden
- Pürierte Speisen können auf Vorrat hergestellt werden; in Gefrierbeutel oder geeignete Gefäße abgefüllt und eingefroren werden. Sinnvoll ist es, die einzelnen Speisen zu beschriften und mit Datum zu versehen.
- Trinkhalme sind ein nützliches Hilfsmittel, um unabhängiges Essen und Trinken möglichst lange zu erhalten. Änderungen an der Länge des Halms und dosiertes Einnehmen in kleinen Schlucken können dabei auch unterstützend helfen.
- Elektrische Wärmeplatte verwenden, um die Speisen warm zu halten.
- Mikrowellengeräte ermöglichen schnelles auftauen und erwärmen von Speisen.

Medikamenteneinnahme:

- Medikamente in Tablettenform zerstoßen und in Pudding, Creme oder Fruchtpüree Ihres Geschmacks einnehmen.

Veränderung der Speisenkonsistenz

- Durch Einrühren von Verdickungsmitteln (Kapitel IV, Punkt 1,2,3 und 5) kann die gewünschte und für Sie geeignete Konsistenz erreicht werden.

Erhöhung der Eiweißzufuhr

- Um den Eiweißbedarf zu decken bzw. die Eiweißaufnahme zu erhöhen, sollten eiweißreiche Lebensmittel wie Milch, Joghurt, Quark, Käse, Eier oder Eiweißkonzentrate den hergestellten Speisen zugefügt werden. Falls Milch zur übermäßigen Schleimbildung führt, Kaffeesahneersatz oder ein Sahne-Wasser-Gemisch im Verhältnis 1:2 verwenden. Sojamilch, Hafermilch, Reismilch, Kokosmilch oder Mandelmilch bitte austesten.
- Alternative:
Eiweißsupplemente (Kapitel IV, Punkt 1,2,3 und 5) einsetzen.

Erhöhung der Energiezufuhr

- Butter, Margarine oder Öl zum Herstellen der Speisen verwenden.
- Schlagsahne, Sauerrahm, Crème Fraîche oder Crème double zur Kalorienanreicherung für Suppen, Saucen, Fleischgerichte und Gemüse einsetzen.
- Frischrahmkäse, Rahmquark und Schlagsahne für Nachspeisen und Saucen verwenden.
- Zum Süßen kann statt Zucker auch Puderzucker, Vanillezucker oder Traubenzucker verwendet werden.
- Honig, Birnendicksaft (Birnenhonig), Agavendicksaft, Ahornsirup und Maissirup sind ideal zum Mixen geeignet.
- Alternative:
Kohlenhydratsupplemente (Einsatz, Dosierung und Anwendung laut Produktinformation) (Kapitel IV, Punkt 1,2,3 und 5) verwenden oder Einsatz von hochkalorischen Ergänzungsnahrungen (Kapitel IV, Punkt 1,2,3 und 5).

Zufuhr von Ballaststoffen

- Haferschmelzflocken oder fein gemixte Kleie verwenden zu Getränken, Suppen und Saucen.
- Alternative:
Ballaststoffkonzentrat untermischen (Kapitel IV, Punkt 1,2,3 und 5)

oder ballaststoffreiche Zusatznahrung einsetzen (Kapitel IV, Punkt 1,2,3 und 5).

• Darauf achten, dass ausreichend getrunken wird; ca. 2 Liter bei erhöhtem Ballaststoffanteil.

IV Sonden- und Trinknahrungen, Supplemente[1]

---

1 Das folgende Kapitel basiert auf den offiziellen Firmenangaben (Februar 2016) und erhebt keinen Anspruch auf Vollständigkeit. Die Produktangebote und Angaben können sich jederzeit ändern, sodass im Einzelfall die Beratung durch eine/n qualifizierte/n Diätassistent/in oder Ernährungsberater/in notwendig bleibt.

1 Fresenius Kabi

1.1 Sondennahrungen

Fresubin® 1000 Complete

Normokalorisch, mit Ballaststoffen, eiweißreich; Indikation für Patienten mit Kau- und Schluckstörungen und fehlender oder eingeschränkter Fähigkeit zur ausreichenden normalen Ernährung.
Geschmacksrichtung: neutral
Handelsform: 1000 ml Easybag
100 ml = 100 kcal

Fresubin® 1200 Complete

Hochkalorisch, mit Ballaststoffen, eiweißreich; Indikation für Patienten mit Kau- und Schluckstörungen und fehlender oder eingeschränkter Fähigkeit zur ausreichenden normalen Ernährung.
Geschmacksrichtung: neutral
Handelsform: 1000 ml Easybag
100 ml = 120 kcal

Fresubin® Original Fibre / Fresubin® 1500 Complete

Normokalorisch, mit Ballaststoffen; Indikation für Patienten mit Kau- und Schluckstörungen und fehlender oder eingeschränkter Fähigkeit zur ausreichenden normalen Ernährung.
Geschmacksrichtung: neutral
Handelsform: 500 ml Glasflasche; 500 ml/1000 ml/1500 ml Easybag
100 ml = 100 kcal

Fresubin® 1800 Complete

Hochkalorisch, mit Ballaststoffen, eiweißreich; Indikation für Patienten
mit Kau- und Schluckstörungen und fehlender oder eingeschränkter Fähigkeit zur ausreichenden normalen Ernährung.
Geschmacksrichtung: neutral
Handelsform: 1500 ml Easybag
100 ml = 120 kcal

Fresubin® Energie Fibre / Fresubin® 2250 Complete

Hochkalorisch, mit Ballaststoffen, eiweißreich; Indikation für Patienten
mit Kau- und Schluckstörungen und fehlender oder eingeschränkter Fähigkeit zur ausreichenden normalen Ernährung.
Geschmacksrichtung: neutral
Handelsform: 500 ml Glasflasche; 500 ml/1000 ml/1500 ml Easybag
100 ml = 150 kcal

Fresubin® HP Energy

Hochkalorisch, eiweißreich, ohne Ballaststoffe; Indikation für Patienten
mit Kau- und Schluckstörungen und fehlender oder eingeschränkter Fähigkeit zur ausreichenden normalen Ernährung, mit erhöhtem Eiweißbedarf.
Geschmacksrichtung: neutral
Handelsform: 500 ml Glasflasche; 500 ml/1000 ml Easybag
100 ml = 150 kcal

Fresubin® Original

Normokalorisch, ohne Ballaststoffe; Indikation für Patienten mit Kau-
und Schluckstörungen und fehlender oder eingeschränkter Fähigkeit zur
ausreichenden normalen Ernährung.
Geschmacksrichtungen: neutral, Vanille, Schokolade, Pfirsich, Nuss
Handelsform: 500 ml Glasflasche; 500 ml/1000 ml/1500 ml Easybag
(Easybag nur für Geschmacksrichtung: neutral)
100 ml = 100 kcal

Fresubin® Energy

Hochkalorisch, ohne Ballaststoffe; Indikation für Patienten mit Kau- und Schluckstörungen und fehlender oder eingeschränkter Fähigkeit zur ausreichenden normalen Ernährung.
Geschmacksrichtung: neutral
Handelsform: 500 ml Glasflasche; 500 ml/1000 ml/1500 ml Easybag
100 ml = 150 kcal

Fresubin® Soya Fibre

Normokalorisch, mit Ballaststoffen, milcheiweißfrei, kohlenhydratmodifiziert mit Fruktose; Indikation für Patienten mit Kau- und Schluckstörungen und fehlender oder eingeschränkter Fähigkeit zur ausreichenden normalen Ernährung und Milcheiweißunverträglichkeit.
Geschmacksrichtung: neutral
Handelsform: 500 ml Glasflasche; 500 ml/1000 ml Easybag
100 ml = 100 kcal

Diben®

Normokalorisch, mit Ballaststoffen, mit modifizierter Stärke und Fruktose; Indikation für Patienten mit Kau- und Schluckstörungen und fehlender oder eingeschränkter Fähigkeit zur ausreichenden normalen Ernährung und gestörter Glukosetoleranz.
Geschmacksrichtung: neutral
Handelsform: 500 ml Glasflasche; 500 ml/1000 ml/1500 ml Easybag
100 ml = 100 kcal

Fresubin® renal

Eiweißreduziert, elektrolytreduziert, mit Ballaststoffen; Indikation für Patienten mit Kau- und Schluckstörungen und fehlender oder eingeschränkter Fähigkeit zur ausreichenden normalen Ernährung und Niereninsuffizienz ohne Dialysepflicht.
Geschmacksrichtung: Vanille (auch als Trinknahrung geeignet)
Handelsform: 200 ml EasyDrink

Survimed® OPD

Normokalorisch, voll resorbierbar, eiweißreich, 51% MCT im Fettanteil, praktisch frei von Ballaststoffen; Indikation für Patienten mit Kau- und Schluckstörungen und fehlender oder eingeschränkter Fähigkeit zur ausreichenden normalen Ernährung und bei eingeschränkter Verdauungs- und Resorptionsleistung.

Geschmacksrichtung: neutral
Handelsform: 500 ml Easybag
100 ml = 100 kcal

1.2 Trinknahrungen

Fresubin® 2 kcal DRINK

Hochkalorisch, eiweißreich; Indikation für Patienten mit Kau- und Schluckstörungen und fehlender oder eingeschränkter Fähigkeit zur ausreichenden normalen Ernährung und erhöhtem Eiweiß- und Energiebedarf.

Geschmacksrichtungen: Waldfrucht, Vanille, Aprikose-Pfirsich und neutral
Handelsform: 200 ml Trinkflasche (EasyDrink)
100 ml = 200 kcal

Fresubin® 2 kcal fibre DRINK

Hochkalorisch, eiweißreich, mit Ballaststoffen; Indikation für Patienten mit Kau- und Schluckstörungen und fehlender oder eingeschränkter Fähigkeit zur ausreichenden normalen Ernährung und mit erhöhtem Eiweiß- und Energiebedarf.

Geschmacksrichtungen: Schokolade, Cappuccino, Lemon
Handelsform: 200 ml Trinkflasche (EasyDrink)
100 ml = 200 kcal

Fresubin® protein energy DRINK

Hochkalorisch, eiweißreich, ohne Ballaststoffe; Indikation für Patienten mit Kau- und Schluckstörungen und fehlender oder eingeschränkter Fähigkeit zur ausreichenden normalen Ernährung und mit erhöhtem Eiweiß- und Energiebedarf.

Geschmacksrichtungen: Vanille, Schokolade (ballaststoffarm), Walderdbeere, Nuss, Cappuccino, Multifrucht
Handelsform: 200 ml Trinkflasche (EasyDrink)
100 ml = 150 kcal

Fresubin® energy DRINK

Hochkalorisch, ohne Ballaststoffe; Indikation für Patienten mit Kau- und Schluckstörungen und fehlender oder eingeschränkter Fähigkeit zur ausreichenden normalen Ernährung und mit erhöhtem Energiebedarf.

Geschmacksrichtungen: Vanille, Erdbeere, Waldfrucht, Schokolade, Cappuccino, Multifrucht, neutral
Handelsform: 200 ml Trinkflasche (EasyDrink)
100 ml = 150 kcal

Fresubin® energy fibre DRINK

Hochkalorisch, mit Ballaststoffen; Indikation für Patienten mit Kau- und Schluckstörungen und fehlender oder eingeschränkter Fähigkeit zur ausreichenden normalen Ernährung und mit erhöhtem Energiebedarf.

Geschmacksrichtungen: Banane, Erdbeere, Schokolade, Vanille, Karamell, Kirsche
Handelsform: 200 ml Trinkflasche (EasyDrink)
100 ml = 150 kcal

Fresubin® orginal DRINK

Normokalorisch, ohne Ballaststoffe; Indikation für Patienten mit Kau- und Schluckstörungen und fehlender oder eingeschränkter Fähigkeit zur ausreichenden normalen Ernährung.

Geschmacksrichtungen: Vanille, Schokolade (ballaststoffarm), Pfirsich, Nuss
Handelsform: 200 ml Trinkflasche (EasyDrink)
100 ml = 100 kcal

Fresubin® dysphago plus

Hochkalorisch, eiweißreich, mit Ballaststoffen; Indikation für Patienten mit Schluckstörungen und fehlender oder eingeschränkter Fähigkeit zur ausreichenden normalen Ernährung.
Angedickte Trinknahrung mit honigartiger Konsistenz.
Geschmacksrichtungen: Walderdbeere, Vanille
Handelsform: 200 ml Trinkflasche (EasyDrink)(Mischkarton)
100 ml = 150 kcal

ProvideXtra® DRINK

Hochkalorisch, fettfrei, ohne Ballaststoffe, milcheiweißfrei; mit fruchtig, frischen Geschmacksrichtungen; Indikation für Patienten mit eingeschränkter Verdauungs- und Resorptionsleistung.
Geschmacksrichtungen: Apfel, Johannisbeere, Limone, Kirsche, Orange-Ananas
Handelsform: 200 ml Trinkflasche (EasyDrink)
100 ml = 150 kcal

Survimed OPD DRINK

Normokalorisch, praktisch frei von Ballaststoffen, niedermolekulare Oligopeptiddiät, 48 % MCT im Fettanteil; Indikation bei eingeschränkter Verdauungs- und Resorptionsleistung.
Geschmacksrichtung: Vanille
Handelsform: 200 ml Trinkflasche (EasyDrink)
100 ml = 100 kcal

Diben® DRINK

Hochkalorisch, eiweißreich, mit Ballaststoffen, niedriger glykämischer Index; Indikation bei gestörter Glucosetoleranz.
Geschmacksrichtungen: Cappuccino, Waldfrucht, Vanille
Handelsform: 200 ml Trinkflasche (EasyDrink)
100 ml = 150 kcal

Calshake®

Hochkalorisch, praktisch frei von Ballaststoffen; Indikation bei erhöhtem Energiebedarf.
Trinknahrung in Pulverform, mit Vollmilch zubereiten.
Geschmacksrichtungen: Banane, Erdbeere, Vanille, neutral
Handelsform: Beutel à 87 bzw. 80 g (1 Beutel gelöst in 240 ml Vollmilch 3,5 % Fett)
100 ml (verzehrfertig) = 190 bis 194 kcal

Fresubin® YOcrème

Hochkalorisch, eiweißreich, ballaststoffarm; Indikation für Patienten mit Schluckstörungen und fehlender oder eingeschränkter Fähigkeit zur ausreichenden normalen Ernährung.
Konsistenzadaptierte Nahrung zum Löffeln mit frischem Joghurtgeschmack.
Geschmacksrichtungen: Himbeere, Aprikose-Pfirsich, Lemon
Handelsform: 125 g Becher, gebrauchsfertig
100 g = 150 kcal

Fresubin® dessert fruit

Hochkalorisch, ballaststoffarm; Indikation für Patienten mit Schluckstörungen und fehlender oder eingeschränkter Fähigkeit zur ausreichenden normalen Ernährung und erhöhtem Energiebedarf.
Konsistenzadaptierte Nahrung zum Löffeln mit fruchtig-saurem Geschmack.
Geschmacksrichtungen: Apfel, Apfel-Pfirsich, Apfel-Erdbeere
Handelsform: 125 g Becher, gebrauchsfertig
100 g = 160 kcal

Fresubin® 2 kcal Crème

Hochkalorisch, eiweißreich, ohne Ballaststoffe; Indikation für Patienten mit Schluckstörungen und fehlender oder eingeschränkter Fähigkeit zur ausreichenden normalen Ernährung mit erhöhtem Eiweiß- und Energiebedarf.

Konsistenzadaptierte Nahrung zum Löffeln.
Geschmacksrichtungen: Vanille, Walderdbeere, Cappuccino, Schokolade
(ballaststoffarm)
Handelsform: 125 g Becher, gebrauchsfertig
100 g = 200 kcal

Fresubin® Soup

Hochkalorisch, ohne Ballaststoffe, zur ergänzenden und ausschließlichen
Ernährung geeignet.
Verzehrsfertige Suppen im Becher, geeignet für die Mikrowelle.
Geschmacksrichtungen: Karotte, Tomate (ballaststoffarm), grünes Gemüse
Handelsform. 200 ml Becher
100 ml = 150 kcal

1.3   Orale Supplemente

Thick & Easy

Geschmacksneutrales Instant-Andickungspulver zur sicheren Ernährung
bei Schluckstörungen. Geeignet für warme oder kalte Getränke, pürierte
Gerichte oder Trinknahrungen, dickt nicht nach, rein pflanzlich; redu-
ziert das Risiko einer Aspirationspneumonie und gibt 98 % der gebunde-
nen Flüssigkeit frei.
Je nach Dosierung: sirupartig, honigartig, puddingartig
Geschmacksrichtung: neutral
Handelsform: 1 Dose = 225 g; 100 Sachets (Tütchen) à 9 g
100 g = 373 kcal

Fresubin® Clear Thickener

Geschmacksneutrales, amylaseresistentes (Konsistenz bleibt auch bei
Speichelkontakt stabil) Andickungspulver mit Ballaststoffen zur sicheren
Ernährung bei Schluckstörungen. Schnelles und dauerhaftes Andicken,
klares Aussehen.
Geschmacksrichtung: neutral
Handelsform: 1 Dose = 150 g
100 g = 264 kcal

2 Nestlé HealthCare Nutrition GmbH

2.1 Standard Trink- und Sondennahrungen

ISOSOURCE® Standard

Normokalorisch, ballaststofffrei, streng lactosearm; Indikation bei fehlender und eingeschränkter Fähigkeit zur ausreichenden normalen Ernährung.
Geschmacksrichtung: neutral
Handelsform: 500 ml/1000 ml SmartFlex™
100 ml = 100 kcal

ISOSOURCE® Standard Fibre

Normokalorisch, ballaststoffhaltig, streng lactosefrei; Indikation bei fehlender und eingeschränkter Fähigkeit zur ausreichenden normalen Ernährung.
Geschmacksrichtung: neutral
Handelsform: 500 ml/1000 ml SmartFlex™
100 ml = 103 kcal

Isosource® Energy

Hochkalorisch, streng lactosefrei, ballaststofffrei; Indikation bei fehlender und eingeschränkter Fähigkeit zur ausreichenden normalen Ernährung.
Geschmacksrichtung: neutral
Handelsform: 500 ml/1000 ml SmartFlex™
100 ml = 157 kcal

Isosource® Energy Fibre Soja

Hochkalorisch, ballaststoffhaltig, milcheiweißfrei, Eiweiß auf der Basis von Sojaeiweiß, streng lactosefrei; Indikation bei fehlender und eingeschränkter Fähigkeit zur ausreichenden normalen Ernährung.

Geschmacksrichtung: neutral
Handelsform: 500 ml/ 1000 SmartFlex™
100 ml = 153 kcal

Isosource® Standard Vital

Hochkalorisch, ballaststofffrei, proteinreich, streng lactosearm; Indikation bei fehlender und eingeschränkter Fähigkeit zur ausreichenden normalen Ernährung und Proteinmangelzuständen.

Geschmacksrichtung: neutral
Handelsform: 500 ml SmartFlex™
100 ml = 130 kcal

Isosource® Protein Fibre

Hochkalorisch, mit Ballaststoffen, proteinreich, streng lactosearm; Indikation bei fehlender und eingeschränkter Fähigkeit zur ausreichenden normalen Ernährung und Proteinmangelzuständen.

Geschmacksrichtung: neutral
Handelsform: 500 ml SmartFlex™
100 ml = 133 kcal

Isosource® Standard Naturel

Normokalorisch, mit Ballaststoffen, streng lactosearm, auf Basis natürlicher Lebensmittel, besonders gut verträglich; Indikation bei fehlender und eingeschränkter Fähigkeit zur ausreichenden normalen Ernährung mit Unverträglichkeiten.

Geschmacksrichtung: neutral
Handelsform: 500 ml SmartFlex™
100 ml = 109 kcal

Isosource® Standard Balance

Normokalorisch, mit 100 % löslichen Ballaststoffen und einem angepassten Kohlenhydratprofil, lactosearm; Indikation bei fehlender und eingeschränkter Fähigkeit zur ausreichenden normalen Ernährung und gestörter Glucostoleranz.

Geschmacksrichtung: neutral
Handelsform: 500 ml/ 1000 ml SmartFlex™
100 ml = 106 kcal

Isosource® Standard Optifibre

Normokalorisch, mit 100 % löslichem Ballaststoff OptiFibre, streng lactosearm; Indikation bei fehlender und eingeschränkter Fähigkeit zur ausreichenden normalen Ernährung und speziellen Unverträglichkeiten.

Geschmacksrichtung: neutral
Handelsform: 500 ml SmartFlex™
100 ml = 110 kcal

2.2 Spezielle Sondennahrungen

Peptamen®

Normokalorisch, niedermolekulare Sondennahrung, MCT-reich, streng lactosearm.
Geschmacksrichtung: neutral
Handelsform: 500 ml/1000 ml SmartFlex™
100 ml = 100 kcal

Novasource® Start

Niederkalorisch, eiweißreiche und glutaminreiche Anfangssondennahrung mit Ballaststoffen, MCT-reich (32 % kcal).
Geschmacksrichtung: neutral
Handelsform: 500 ml SmartFlex™
100 ml = 106 kcal

Isosource® MCT (Pulver)

Normokalorisch, ballaststofffrei, milch- und sojaeiweißfrei (Eiklarprotein), MCT-reich (50 % des Fettes), lactosefrei, Indikation für Patienten mit Malassimilationssyndrom.
Geschmacksrichtungen: Vanille, Himbeere
Handelsform: 1 Faltschachtel (6 x 80 g Beutel)
1 Beutel = 334 kcal

2.3　Trinknahrungen

Hochkalorische Ernährungstherapie

Resource® 2.0 + fibre

Ballaststoffhaltig mit 100 % löslichen Ballaststoffen und prebiotischer Wirkung, lactosearm.
Geschmacksrichtungen: Vanille, Aprikose, Multifrucht, Kaffee, Erdbeere, neutral
Handelsform: 200 ml Trinkflasche
100 ml = 200 kcal

Resource® Energy

Lactosearm, mit 100 % löslichen Ballaststoffen.
Geschmacksrichtungen: Vanille, Schoko, Erdbeere/Himbeere, Aprikose, Kaffee, Banane
Handelsform: 200 ml Trinkflasche
100 ml = 200 kcal

Resource® Soup

Herzhaft-würziger Geschmack, lactosearm, voll bilanziert.
Geschmacksrichtungen: Sommertomate, Gemüsecreme, Geflügelcreme.
Handelsform: 200 ml Becher
100 ml = 151 kcal

Resource® Fruit

Fruchtig-frischer Geschmack, fettfrei, ballaststofffrei, lactosearm; Indikation für Patienten mit erhöhtem Energiebedarf, Malassimilationssyndrom oder auch für Dialysepatienten.

Geschmacksrichtungen: Orange, Birne-Kirsche, Himbeer-Schwarze Johannisbeere
Handelsform: 200 ml Trinkflasche
100 ml = 125 kcal

Proteinreiche Ernährungstherapie

Resource® Protein

Hochkalorisch, proteinreich (30 kcal %), ohne Ballaststoffe, lactosearm, voll bilanziert.
Geschmacksrichtungen: Aprikose, Kaffee, Waldbeere, Erdbeere, Vanille, Schokolade (mit Ballaststoffen).
Handelsform: 200 ml Flasche
100 ml = 125 kcal

Palenum® (Pulver)

Normokalorisch, Lactosegehalt: 7 g/100 g, voll bilanziert.
Je nach Geschmack mit oder ohne Ballaststoffe.
Geschmacksrichtungen: Cappuccino, Schokolade (mit Ballaststoffen), Vanille, Himbeere (ohne Ballaststoffe)
Handelsform: 1 Dose = 450 g
100 g Pulver = 385 kcal/1 Portion = 50 g Pulver (mit 150 ml Wasser)

Ernährungsempfehlungen für Patienten mit speziellen Ernährungsbedürfnissen

Resource® Instant Protein

Eiweißkonzentrat mit hoher biologischer Wertigkeit, Instantpulver mit 90 % hochwertigem Milcheiweiß (Casein), lactosearm, ballaststofffrei, Ideal für alle warmen und kalten Speisen und Getränke.
Geschmacksrichtung: neutral
Handelsform: 1 Dose = 800 g
100 g Pulver = 371 kcal

Resource® COMPLETE (Pulver)

Geschmacksneutrales Pulver zur Herstellung einer vollwertigen Trinknahrung. Ballaststofffrei, Lactosegehalt (6 g pro 100 g), vollbilanziert.
Geschmacksrichtung: neutral
Handelsform: 1 Dose = 1300 g
100 g Pulver = 385 kcal

Resource® COMPLETE HP (Pulver)

Normokalorisch, proteinreiches Pulver zur Herstellung einer Trinknahrung. Lactosearm, mit hochwertigen MCT-Fetten.
Geschmacksrichtungen: Vanille, Schokolade
Handelsform: 1 Dose = 400 g
100 g Pulver = 385 kcal

Resource® MALTODEXTRIN (Pulver)

Instant-Kohlenhydrat-Pulver zur Energieanreicherung, ballaststofffrei, frei von Lactose, Saccharose, Fruktose und Gluten, vollständig löslich in kalten und warmen Speisen und Getränken, keine Geschmacks-, Konsistenz- und Farbveränderung der Speisen und Getränke.
Geschmacksrichtung: neutral
Handelsform: 1 Dose = 1300 g
100 g = 381 kcal

Resource® OptiFibre (Pulver)

100 % lösliche Ballaststoffe (73 kcal %) aus der Guar-Bohne (86 g Ballaststoffe pro 100 g Pulver) zur Wiederherstellung der normalen Darmfunktion, auf pflanzlicher Basis gut verträglich, nicht quellend; frei von Zucker, Fruktose und Lactose. Löst sich vollständig in weichen Speisen, Flüssigkeiten und Getränken auf.
Geschmacksrichtung: neutral
Handelsform: 1 Dose = 250 g/125 g und 16 x 5 g Tütchen.
100 g = 56 kcal

Ernährungsempfehlungen für Patienten mit Kau- und Schluckstörungen

Resource® ThickenUp

Geschmacksneutrales Instantpulver zum Andicken von Getränken, Suppen, Saucen und pürierten Speisen, klumpt nicht, dickt nicht nach, gebundene Flüssigkeit wird im Darm wieder freigesetzt.
Geschmacksrichtung: neutral
Handelsform: 1 Dose = 227 g
100 g = 368 g

Resource® ThickenUp Clear

Instant Dickungsmittel für Speisen und Getränke, amylaseresistent (Konsistenz bleibt auch bei Speichelkontakt stabil) und geschmacksneutral, Andickungskonsistenz bleibt im Mund erhalten, gebundene Flüssigkeit wird im Darm wieder freigesetzt. Einheitliche Dosierung für alle Flüssigkeiten (nektarartige, honigartige, puddingartige Konsistenz). Klumpt nicht, dickt nicht nach. Keine Beeinträchtigung von Farbe, Geschmack und Konsistenz.
Geschmacksrichtung: neutral
Handelsform: 1 Dose = 125 g/900 g und Packung mit 24 x 1,2 g Sticks.
100 g = 306 kcal

Resource® DESSERT

Hochkalorische und proteinreiche, voll bilanzierte Creme-Speise, cremige Konsistenz, erleichtert ein sicheres Schlucken, zur ausschließlichen und ergänzenden Ernährung geeignet. Indikation für Patienten mit verminderter Nahrungsaufnahme.
Geschmacksrichtungen: Vanille, Schokolade, Pfirsich, Caramell
Handelsform: 125 g Becher
100 g = 125 kcal

Resource® DESSERT FRUIT

Energiereiche und proteinreiche, voll bilanzierte Fruchtnachspeise, püreeartige Konsistenz, erleichtert ein sicheres Schlucken, zur ausschließlichen und ergänzenden Ernährung geeignet. Indikation für Patienten mit verminderter Nahrungsaufnahme.
Geschmacksrichtungen: Apfel, Apfel-Pfirsich
Handelsform: 125 g Becher
100 g = 164 kcal

Resource® Thickened Drink

Hypokalorisches, angedicktes, aromatisches Fertiggetränk, honigartige Konsistenz, fett- und eiweißfrei, ohne Ballaststoffe, lactosefrei. Indikation für Dysphagiepatienten.
Geschmacksrichtungen: Citrus, Orange
Handelsform: 200 ml Tetra Brik
100 ml = 66 kcal

Resource® Instant 7-Kornbrei / Mehrkornfrüchtebrei

Instantpulver zur Herstellung eines Milchbreis, mit Ballaststoffen, schnell zubereitet mit kalter oder warmer Milch.
Geschmacksrichtungen: 7-Korn Brei, Mehrkornfrüchtebrei
Handelsform: 1 P = 600 g = ca. 20 Portionen
100 g Pulver = ca. 370 kcal

3 Nutricia GmbH

3.1 Standardsondennahrungen

Nutrison MultiFibre

Normokalorisch, mit prebiotischer Ballaststoffmischung MultiFibre mf6™ (6 funktionelle Ballaststoffe), mit Molkenprotein-dominierter Proteinmischung, mit Omega-3-Fettsäuren (DHA/EPA); Indikation für Patienten mit Behinderung der Nahrungspassage.

Geschmacksrichtung: neutral
Handelsform: 1000 ml/1500 ml Pack; 500 ml Plastikflasche
100 ml = 103 Kcal

Nutrison Energy Multi Fibre

Hochkalorisch, mit prebiotischer Ballaststoffmischung mf6™, mit Molkenprotein-dominierter Proteinmischung, mit Omega-3-Fettsäuren (DHA/EPA); Indikation für Patienten mit Behinderung der Nahrungspassage und hohem Energiebedarf.

Geschmacksrichtung: neutral
Handelsform: 500 ml/1000 ml Pack; 500 ml Plastikflasche
100 ml = 153 kcal

Nutrison Complete Multi Fibre

Hochkalorisch, hoher Eiweißgehalt (18 EN % Eiweiß), mit prebiotischer Ballaststoffmischung mf6™, mit Omega-3-Fettsäuren (DHA/EPA), streng laktosearm; Indikation für Patienten mit Behinderung der Nahrungspassage und hohem Energiebedarf.

Geschmacksrichtung: neutral
Handelsform: 1000 ml/1500 ml Pack
100 ml = 124 kcal

Nutrison

Normokalorisch, ballaststofffrei, streng laktosearm, mit Molkenproteindominierter Proteinmischung, mit Omega-3-Fettsäuren (DHA/EPA); Indikation für Patienten mit Behinderung der Nahrungspassage.
Geschmacksrichtung: neutral
Handelsform: 1000 ml/1500 ml Pack; 500 ml Plastikflasche
100 ml = 100 kcal

Nutrison Energy

Hochkalorisch, ballaststofffrei, streng laktosearm, mit Molkenprotein-dominierter Proteinmischung, mit Omega-3-Fettsäuren (DHA/EPA); Indikation für Patienten mit Behinderung der Nahrungspassage und hohem Energiebedarf.
Geschmacksrichtung: neutral
Handelsform: 1000 ml Pack; 500 ml Plastikflasche
100 ml = 150 kcal

Nutrison Protein Plus MultiFibre

Hochkalorisch, eiweißreich mit P4™ (Proteinmischung aus Casein-, Molken-, Erbsen- und Sojaprotein), mit prebiotischer Ballaststoffmischung mf6™, streng laktosearm; Indikation für Patienten mit Behinderung der Nahrungspassage und Proteinmangelzuständen.
Geschmacksrichtung: neutral
Handelsform: 1000 ml/1500 ml Pack; 500 ml Plastikflasche
100 ml = 125 kcal

Nutrison Protein Plus

Hochkalorisch, eiweißreich mit P4™, ballaststofffrei, mit Omega-3-Fettsäuren (DHA/EPA); Indikation für Patienten mit Behinderung der Nahrungspassage und Proteinmangelzuständen.
Geschmacksrichtung: neutral
Handelsform: 1000 ml Pack
100 ml = 125 kcal

Nutrison advanced Diason

Normokalorisch, 72 % der Gesamtenergie besteht aus einfach ungesättigten Fettsäuren und komplexen Kohlenhydrate auf Basis von Tapiokastärke und Fruktose, mit prebiotischer Ballaststoffmischung mf6™, milcheiweißfrei, Eiweißlieferant Sojaporotein, laktosefrei; Indikation für Patienten mit Behinderung der Nahrungspassage und mit Blutzuckerschwankungen.

Geschmacksrichtung: neutral
Handelsform: 1000 ml Pack; 500 ml Plastikflasche
100 ml = 100 kcal

3.2 Modifizierte Sondennahrungen

Nutrison MCT

Normokalorisch, reich an MCT (60 % MCT im Fettanteil), eiweißreich, ballaststofffrei, laktosearm; Indikation für Patienten mit Behinderung der Nahrungspassage und Fettverwertungsstörungen.

Geschmacksrichtung: neutral
Handelsform: 1000 ml Pack; 500 ml Plastikflasche
100 ml = 100 kcal

Nutrison advanced Peptisorb

Normokalorisch, Peptid-Nahrung (hydrolisiertes Eiweiß), niedermolekular, 47 % MCT im Fettanteil, ballaststofffrei, laktosearm; Indikation für Patienten mit Behinderung der Nahrungspassage und Malassimilationssyndrom.

Geschmacksrichtung: neutral
Handelsform: 1000 ml Pack; 500 ml Plastikflasche
100 ml = 100 kcal

Nutrison Soya

Normokalorisch, milcheiweißfrei, Eiweißanteil aus hochwertigem Sojaprotein, laktosefrei, ballaststofffrei; Indikation für Patienten mit Behinderung der Nahrungspassage und Kuhmilcheiweiß-Allergie/-Unverträglichkeit.

Geschmacksrichtung: neutral
Handelsform: 1000 ml Pack; 500 ml Plastikflasche
100 ml = 100 kcal

Nutrison Soya MultiFibre

Normokalorisch, milcheiweißfrei, Eiweißanteil aus hochwertigem Soja-protein, laktosefrei, mit prebiotischer Ballaststoffmischung mf6™; Indi-kation für Patienten mit Behinderung der Nahrungspassage und Kuh-milcheiweiß-Allergie/-Unverträglichkeit.
Geschmacksrichtung: neutral
Handelsform: 1000 ml/1500 ml Pack
100 ml = 100 kcal

3.3   Spezial-Sondennahrungen

Nutrison Concentrated

Hochkalorisch, elektrolytreduziert, ballaststofffrei, streng laktosearm; In-dikation für Patienten mit akuter oder chronischer Niereninsuffizienz und damit verbundener Dialyse.
Geschmacksrichtung: neutral
Handelsform: 500 ml Pack
100 ml = 200 kcal

Nutrison advanced Protison (nur für Kliniken erhältlich)

Hochkalorisch, eiweißreich, mit prebiotischer Ballaststoffmischung mf6™, streng laktosearm; Indikation für Patienten in der Kostaufbau-phase, speziell für den Intensivpatienten mit hohem Proteinbedarf und postoperative Intensivpatienten.
Geschmacksrichtung: neutral
Handelsform: 500 ml Pack
100 ml = 128 kcal

3.4 Standard-Trinknahrung (geeignet zur ausschließlichen Ernährung)

Fortimel Energy

Hochkalorisch, ohne Ballaststoffe, streng laktosearm; Indikation für Patienten mit Behinderung der Nahrungspassage und erhöhtem Energiebedarf.
Geschmacksrichtungen: Banane, Erdbeere, neutral, Schokolade, Vanille
Handelsform: 200 ml Trinkflasche
100 ml = 150 kcal

Fortimel Compact 2.4

Hochkalorisch, eiweißreich; Indikation für Patienten mit Behinderung der Nahrungspassage und erhöhten Energiebedarf sowie Flüssigkeitsrestriktion.
Geschmacksrichtungen: Aprikose, Banane, Erdbeere, Cappuccino, Vanille, Waldfrucht, Schokolade, neutral
Handelsform: 125 ml Trinkflasche
100 ml = 240 kcal

Fortimel Extra

Hochkalorisch, eiweißreich, ohne Ballaststoffe; Indikation für Patienten mit Behinderung der Nahrungspassage und erhöhtem Energie- und Eiweißbedarf oder Eiweißmangel.
Geschmacksrichtungen: Erdbeere, Vanille, Schokolade, Waldfrucht
Handelsform: 200 ml Trinkflasche
100 ml = 160 kcal

Fortimel Energy Multi Fibre

Hochkalorisch, mit prebiotischer Ballaststoffmischung mf6™, streng laktosearm; Indikation für Patienten mit Behinderung der Nahrungspassage und erhöhtem Energiebedarf und gestörter Darmfunktion.
Geschmacksrichtungen: Banane, Erdbeere, Vanille
Handelsform: 200 ml Trinkflasche
100 ml = 150 kcal

Fortimel Yoghurt Style

Hochkalorisch, joghurt-frischer Geschmack; Indikation für Patienten mit Behinderung der Nahrungspassage und erhöhtem Energiebedarf, sowie reduziertem Speichelfluss, Mundtrockenheit.
Geschmacksrichtungen: Himbeere, Pfirsich- Orange, Vanille-Zitrone
Handelsform: 200 ml Trinkflasche
100 ml = 150 kcal

Fortimel Compact fibre

Hochkalorisch, mit Ballaststoffen, 37,5 % weniger Trinkvolumen verglichen mit herkömmlicher Standard-Trinknahrung; Indikation für Patienten mit erhöhtem Energiebedarf und Flüssigkeitsrestriktion.
Geschmacksrichtungen: Erdbeere, Vanille, Mischkarton
Handelsform: 125 ml Trinkflasche
100 ml = 240 kcal

Forticreme

Hochkalorisch, eiweißreich, cremig-leichte Konsistenz; Indikation für Patienten mit Schluckbeschwerden und erhöhtem Energiebedarf.
Geschmacksrichtungen: Vanille, Schokolade, Waldfrucht
Handelsform: 125 g Packung
100 ml = 160 kcal

3.5   Trinknahrungen für ausgewählte Indikationen

Fortimel Jucy

Hochkalorisch, fettfrei, fruchtig-klar, ohne Ballaststoffe, streng laktosearm; Indikation für Patienten mit Fettverwertungsstörungen und Aversion gegen Milch.
Geschmacksrichtungen: Apfel, Cassis, Erdbeere, Orange, Tropical
Handelsform: 200 ml Trinkflasche
100 ml = 150 kcal

Renilon 4.0

Hochkalorisch, eiweißreduziert, elektrolytarm, mineralstoffarm, besonders Phosphor, ballaststofffrei; Indikation für Patienten mit akuter und chronischer Niereninsuffizienz und Eiweißrestriktion.
Geschmacksrichtung: Aprikose
Handelsform: 125 ml Trinkflasche
100 g = 200 kcal

Renilon 7.5

Hochkalorisch, elektrolytarm, mineralstoffarm, besonders Phosphor, ballaststofffrei; Indikation für Patienten mit akuter und chronischer Niereninsuffizienz unter Dialyse.
Geschmacksrichtungen: Aprikose, Karamell
Handelsform: 125 ml Trinkflasche
100 g = 200 kcal

3.6   Nahrungsmodule in Pulverform

Fortimel Pulver

Vollbilanzierte Aufbaunahrung in Pulverform, eiweißreich, mit Ballaststoffen, lactosearm; Indikation für Patienten mit erhöhtem Energie- und Eiweißbedarf bei Essproblemen. Einfache Zubereitung mit Wasser oder anderen Getränken.
Geschmacksrichtungen: neutral, Vanille, Erdbeere, Kaffee
Handelsform: 1 Dose = 335 g/670 g
100 g Pulver= 435 kcal (46 g Pulver für 200 ml)

Maltodextrin 6

Aus Maisstärke gewonnenes wasserlösliches Kohlenhydratgemisch mit geringer osmotischer Wirkung zur Energieanreicherung bei erhöhtem Energie- und Kohlenhydratbedarf, geschmacksneutral, elektrolytarm.
Geschmacksrichtung: Neutral
Handelsform: 1 Dose = 750 g
100 g Pulver = 388 kcal

Maltodextrin 19

Aus Maisstärke gewonnenes wasserlösliches Kohlenhydratgemisch mit geringer osmotischer Wirkung zur Energieanreicherung bei erhöhtem Energie- und Kohlenhydratbedarf, geschmacksneutral, elektrolytarm.
Geschmacksrichtung: Neutral
Handelsform: 1 Dose = 750 g
100 g Pulver = 384 kcal

3.7 Dysphagie-Sortiment

Nutilis Powder

Geschmacksneutrales Instant-Verdickungsmittel, amylaseresistent (Konsistenz bleibt auch bei Speichelkontakt stabil), angedickte Flüssigkeit kann vom Körper resorbiert werden, laktosefrei; Anwendungen in kalten/warmen Getränken, pürierten Gerichten, Trinknahrungen; Indikation für Patienten mit Schluckstörungen.
Handelsform: 1 Dose = 300 g/670 g und 20 x 12 g Sachets
100 g Pulver = 358 kcal

Nutilis Clear

Premium-Andickungspulver für klare Flüssigkeiten und Getränke, geruchs- und geschmacksneutral, amylaseresistent (Konsistenz bleibt auch bei Speichelkontakt stabil), angedickte Flüssigkeit kann vom Körper resorbiert werden, laktosefrei, schnelle und sichere Anwendung, klümpchenfrei; Indikation für Patienten mit Schluckstörungen.
Handelsform: 1 Dose = 175 g
100 g Pulver = 290 kcal

Nutilis aqua

Konsistenzadaptiertes Wasser, amylaseresistent (Konsistenz bleibt auch bei Speichelkontakt stabil), laktosefrei; Indikation für Patienten mit Schluckstörungen und den damit verbundenen Schwierigkeiten der ausreichenden Flüssigkeitszufuhr.
Geeignet zur Diagnostik und zum Schlucktraining.

Geschmacksrichtungen: Grenadine, Minze, Orange
Handelsform: 125 g Becher
100 g = 6 kcal

Nutilis Complete

Konsistenzadaptierte, angedickte Trinknahrung, hochkalorisch, amylase-resistent (Konsistenz bleibt auch bei Speichelkontakt stabil), vollbilanziert mit prebiotischer Ballaststoffmischung mf6™; Indikation bei Schluckstörungen und energiereicher Ernährung.
Geschmacksrichtungen: Erdbeere, Vanille
Handelsform: 125 ml Trinkflasche
100 ml = 240 kcal

Nutilis Fruit

Konsistenzadaptierte Trinknahrung auf Fruchtbasis (mit bis zu 44 % echtem Fruchtanteil), Konsistenz Stufe 1 (sirupartig), hochkalorisch, eiweißreich, mit prebiotischer Ballaststoffmischung mf6™; Indikation für Patienten mit Schluckstörungen und neurologischen Erkrankungen, erhöhtem Eiweißbedarf und Eiweißmangel.
Geschmacksrichtungen: Apfel, Erdbeere, Mischkarton
Handelsform: 150 g Becher
100 ml = 137 kcal

4 Essen für Menschen mit Kau- und Schluckbeschwerden

ReSaMa GmbH

Es steht eine breite Auswahl an passierten Gerichten zur Verfügung, die
für Abwechslung sorgen und z. B. mit selbst hergestellten Soßen aus der
Rezeptsammlung in Kapitel II dieses Buches serviert werden können.
Sie sind in der Mikrowelle in kurzer Zeit tellerfertig und sehen appetit-
lich aus.
Einen Überblick über die erhältlichen Produkte und genauere Produkt-
beschreibungen erhalten Sie auf der Internetseite von Resama (www.re¬
sama-gmbh.com) sowie unter www.sooft-meals.de.

SOOFT MEALS

- Erhältlich sind verschiedene Arten von Gemüse, Salat, Fleisch, Fisch
  und auch Beilagen.
- Die Gerichte sind entsprechend passiert und zubereitet.
- Die einzelnen Produkte können zu kompletten Menüs kombiniert
  werden.
- Es stehen unterschiedliche Formen und Gewichte zur Auswahl.
- Die Gerichte sind fertig gewürzt.
- Die Produkte können in der Mikrowelle im Kombidämpfer oder im
  Backofen erhitzt werden.

Trink- und Sondennahrungen

- können individuell in der gewünschten Konsistenz verändert werden durch den Einsatz von Verdickungsmitteln.
- können individuell im Energiegehalt verändert werden durch die Zugabe von Energiesupplementen und natürlichen Lebensmitteln wie Traubenzucker, Honig, Butter, Sahne u. Ä.

Herkömmliche Speisen und Getränke

- können individuell verändert werden durch den Einsatz von Verdickungsmitteln und küchentechnischen Hilfsmitteln wie Mixer, Pürierstab.
- können individuell im Energiegehalt verändert werden durch die Zugabe von Energiesupplementen und natürlichen Lebensmitteln wie Traubenzucker, Honig, Butter, Sahne u. Ä.

Verdickungsmittel

- Thick & Easy (Fresenius Kabi)
- Fresubin® Clear Thickener (Fresenius Kabi)
- Resource® ThickenUp (Nestlé HealthCare Nutrition GmbH)
- Resource® ThickenUp Clear (Nestlé HealthCare Nutrition GmbH)
- Nutilis Powder (Nutricia GmbH)
- Nutilis Clear (Nutricia GmbH)

Kohlenhydrat- und Eiweißsupplemente

- Resource® Instant Protein (Eiweißkonzentrat mit hoher biologischer Wertigkeit) (Nestlé HealthCare Nutrition GmbH)
- Resource® COMPLETE (Pulver) (vollbilanziert) (Nestlé HealthCare Nutrition GmbH)
- Resource® COMPLETE HP (Pulver) (proteinreiches Pulver) (Nestlé HealthCare Nutrition GmbH)
- Resource® MALTODEXTRIN (Instant-Kohlenhydrat-Pulver) (Nestlé HealthCare Nutrition GmbH)
- Fortimel Pulver (vollbilanzierte Aufbaunahrung) (Nutricia GmbH)
- Maltodextrin 6 (wasserlösliches Kohlenhydratgemisch) (Nutricia GmbH)
- Maltodextrin 19 (wasserlösliches Kohlenhydratgemisch) (Nutricia GmbH)
- Traubenzucker (verschiedene Hersteller, verschiedene Formen der Darbietung: Pulver, Blättchen, flüssige Form, mit und ohne Geschmack, mit Vitaminzusätzen)

Tipp

Der Einsatz von Beikostnahrungen der Babys und Kleinkinder erleichtern die Speisenzubereitungen.
Beikost (Alete/Hipp/Demeter/etc.)

- Saft-Zubereitungen
- Früchte-Zubereitungen
- Gemüse-Zubereitungen
- Menü-Zubereitungen
- Fleisch-Zubereitungen

Anhang

Mengenangaben

1 kleine Tasse	ca. 100 ml
1 große Tasse	ca. 150 ml
1 Becher/Haferl	200–250 ml
1 Wasserglas	ca. 200 ml
1 Weißweinglas	150 ml
1 Schnapsglas	2 cl
1 cl	10 ml
1 TL	ca. 5 ml bzw. 5 g
3 TL	1 Esslöffel
1 EL	ca. 15 ml bzw. 15 g
1 EL Butter oder Margarine	10 g
1 EL Öl	10 ml
1 EL Schlagsahne (flüssig)	15 ml
1 geh. EL Schlagsahne (steif)	20 g
1 EL Sauerrahm, Crème fraîche, Schmand	15 g
1 EL alkoholisches Getränk (Sherry, Rum etc.)	15 ml
1 EL Mehl	10 g
1 TL Mehl	5 g

1 geh. EL Mehl	15 g
1 P. Gelatinepulver	9 g
1 P. Blattgelatine (6 Blatt)	10 g

1 EL Traubenzucker	10 g
1 EL Zucker	15 g
1 TL Zucker	5 g
1 EL Honig	20 g
1 TL Honig	10 g

Abkürzungen

TL	= Teelöffel
EL	= Esslöffel
ML	= Messlöffel
geh.	= gehäuft
kcal	= Kilokalorien
EW	= Eiweiß
F	= Fett
KH	= Kohlenhydrate

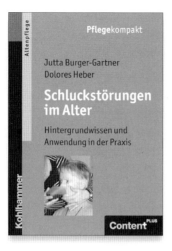

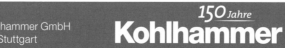

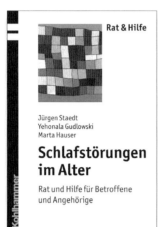

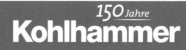